Michael von Känel

E-Bike to Work

Wie das Elektrovelo mein Leben verändert hat

Copyright und Layout:

Michael von Känel

BE/Schweiz

Publikation und weitere Werke:

www.denkmalnach.ch

Inhalt

1 Vorwort

Wer nicht gerade zuhause arbeitet, der legt jeden Tag einen Arbeitsweg zurück. Dieser Arbeitsweg wird farbig, wenn er mit dem E-Bike gefahren wird. Und die Veränderungen, die durch die tägliche Bewegung an der frischen Luft herbeigeführt werden, sind erstaunlich und bereichernd. Erfahren Sie durch dieses Buch, welche Vorteile ein Elektrovelo mit sich bringt, wie man mit Schlechtwetter umgeht und wie dieses nachhaltige zur Arbeit Pendeln Geist und Körper neu belebt. Inspiration könnte man es nennen, was uns dieses Buch aufzuzeigen vermag.

«E-Bike to work» ist zusammen mit anderen Titeln ein Buch der Autorengemeinschaft www.denkmalnach.ch. Das Ziel dieser Gemeinschaft ist es, in Büchern alltägliche Themen von einer Seite her anzugehen, die zum Nachdenken anregen soll. Nur Menschen, die nachdenken, sind in der Lage, ihren Teil zu einer nachhaltigen und humanistischen Entwicklung unserer Gesellschaft beizutragen. Das ist im Interesse von uns allen, denn wir leben täglich in dieser Gesellschaft und sind Teil von ihr.

Hinweis

Sowohl Autor wie auch Verlag lehnen jede Haftung in Bezug auf in diesem Buch hier gemachte Angaben ab, insbesondere was Verkehrsgesetzgebung, Sicherheit und Materialangaben betrifft. Informieren Sie sich bei Ihrem örtlichen Fahrradhändler über die gültigen Vorschriften und die wichtigsten Sicherheitshinweise in Bezug auf Ihr gekauftes E-Bike. So sind Sie aus erster Hand über die Sie betreffenden Rahmenbedingungen und Vorgaben in Ihrem Land informiert.

Liebe Pendlerin, lieber Pendler

Liebe Mitarbeiterin, lieber Mitarbeiter

Liebe Mitbürgerin, lieber Mitbürger

Ja, es ist möglich, das Leben und die Welt in kurzer Zeit zu verändern!

Wie?

Ganz einfach: Man lege eine zeitintensive, absolut institutionalisierte Gewohnheit ab, indem man sich einer neuzeitigen Erfindung bediene, die eigentlich gar nichts verändert.

Jede und jeder kann sich ein E-Bike anschaffen. Es lernt ja auch jeder autofahren und kriegt irgendwo einen PKW her, um damit herumzufahren. Im Gegensatz zum Personenwagen ist ein Elektrovelo aber verhältnismässig günstig – und irgendwie mehr in…

Eigentlich ist es ja peinlich, ein Buch über etwas derart Banales wie ein Elektrofahrrad zu schreiben. Das liest doch keiner! Warum sollte denn jemand so etwas lesen wollen!?

Es gibt einen guten Grund: Als das Zweirad erfunden wurde, veränderte diese Erfindung die Welt, und zwar auf ganz unscheinbare, stille, aber äusserst nachhaltige Weise. Mit dem E-Bike wird diese weltweite Veränderung auf eine neue Stufe angehoben. Und da Veränderung immer im Individuum beginnt, ist der tägliche Arbeitsweg der ideale Angelpunkt, um die Welt aus ihren Fugen zu heben.

Und auch wenn alles so banal scheint – gewisse Dinge muss man getan und erlebt haben, damit man sie glauben und erfassen kann. Der Autor durfte diese Erfahrungen machen, und er möchte hier davon berichten. Denn das Elektrovelo hat - das darf er nach gut vier Jahren und nahezu zwanzigtausend zurückgelegter E-Bike-Kilometern mit Gewissheit und Klarheit sagen – sein Leben von Grund auf verändert. Und da er während dem täglichen Fahrradfahren viel Zeit und beste Voraussetzungen zum Denken hatte, kann er auch ziemlich genau erklären wie und warum.

Die Mitmenschen des Autors haben mit kritischen Fragen nicht gespart. Seine Arbeitskollegen schauen ihn noch immer etwas schief an, besonders bei Regenwetter. Selbst der Autor hat sich oft frühmorgens gefragt: «Willst du wirklich mit dem E-Bike fahren?». Aber wenn ihm etwas klar wurde, dann das, dass der Tag nur gut herauskommt, wenn er seine täglichen Rationen an Bewegung, frischer Luft, Abgeschiedenheit und Ruhe bekommen hat. Zweimal am Tag. Das erste Mal, um sich auf die Herausforderungen des Arbeitstages bestens zu wappnen, und das zweite Mal, um nach einem intensiven Tag abzuschalten und zurück ins richtige Leben zu radeln – in sein Leben, wo er LEBT!

Es macht Spass, mit einem Elektrovelo zu fahren! Und es tut gut, sich ohne übermässige Anstrengung mit eigener Kraft fortzubewegen! Und es ist ergreifend, erfahren zu dürfen, wie die Welt zu blühen beginnt, Tag für Tag, nur weil der Körper gesünder unterwegs ist und darum geistiges Wachstum möglich wird. Ja, man kann es kurz und knapp auf den Punkt bringen: Der tägliche Fahrtwind auf dem E-Bike hilft, die Illusion des Seins unserer Zeit wegzublasen und ermöglicht, mit mehr Klarheit das zu erblicken, wofür wir da sind. Wir sind da, um uns selbst zu sein und unser Leben zu leben. Und indem wir täglich unsere Wirksamkeit erkennen, indem wir uns mit zwar unterstützter, aber eigener Muskelkraft von A nach B bewegen, erkennen wir, dass wir mehr sind als ein Zahnrad in einem System. Das System ist ein Irrtum. Und auch das Leben des Autors war ein Irrtum. Denn er tat täglich das Gleiche, weil er dachte, das sei so und müsse so sein. Aber das stimmt gar nicht! Es ist schon verrückt, wie frische Luft seine Lebensgeister erweckt hat und wie tägliche Bewegung eine Steigerung seiner Möglichkeiten auf allen Stufen bewirkt hat.

Der Autor brauchte viel Zeit, um die Zusammenhänge zu erkennen und der Kausalität des Ganzen auf die Schliche zu kommen. Der Austausch mit anderen Menschen, die viel und gerne über Alltägliches nachdenken, hat ihm geholfen. Und neue Erkenntnisse über das Lebewesen Mensch selbst haben den Schlüssel dazu geliefert. Der Autor gibt es zu, ungern, aber er glaubt, er ist auf dem

Weg, Dingen Glauben zu schenken, die er noch vor kurzem als Humbug abgestempelt hat! Bitte bezeichnen Sie ihn nicht als Esoteriker! Er würde dies schon fast als Beleidigung empfinden. Aber etwas ist in ihm, das weiterreicht, als er bisher geglaubt hat. Er möchte dieses «Weiterreichende» nicht mit einem Pauschalbegriff versehen und in eine Schublade legen, die mit etwas angeschrieben ist, das die Mehrheit unserer Mitmenschen abschreckt und fernhält, so wie es auch den Autor fernhalten würde. Aber wenn er sich selbst, und alles um sich herum beobachtet, dann stellt er fest, dass alles irgendwie funktioniert und sich bewegt. Und all DAS braucht Energie, um zu funktionieren und sich zu bewegen. Und wenn das E-Bike gespeicherte elektrische Energie braucht, dann ist das für den Autor logisch und verständlich. Aber er selbst funktioniert ja auch. Aber er hat keine Batterie und kein Stromkabel. Und jetzt kommt's: Warum hat man mehr Energie, wenn man sich mehr und länger bewegt? Da müsste man doch weniger Energie haben? Ist das Ganze womöglich mehr als die Summe aller Teile?

Der Autor hat über die Jahre festgestellt, dass Bewegung im Körper viel bewirkt. Und zwar so, dass der Körper auf einmal anders zu funktionieren beginnt. Wenn der Körper das tut, wofür er da ist, dann hilft er uns zu erkennen, dass für uns viel mehr vorgesehen ist, als wir wissen und glauben. Indem unser Körper täglich bewegt und mit frischer Luft versorgt wird, wird er leistungsfähiger und reiner. Etwas, das sauber und vital ist, funktioniert besser. Es braucht auch weniger Energie, damit es funktioniert. Und diese freigewordene Energie ist es, die das Leben farbig werden lässt. Was es mit dieser Energie auf sich hat, und was alles dahintersteckt, versucht der Autor am Schluss dieses Buches zu erklären. Aber zuerst wird er berichten. Er wird davon schreiben, wie es ist, wenn man mit dem E-Bike zur Arbeit fährt und auf einmal mit grösster Selbstverständlichkeit mehr Kilometer auf dem Zweirad zurücklegt als mit dem Personenwagen, der ungenutzt in der Garage stehen bleibt. Er wird über die nasse Kleidung berichten, und was man dagegen tun kann. Er wird vom Fuchs, vom Eichhörnchen, vom Rotmilan, von den Rehen und vom Regenwurm erzählen. Er wird von vereisten Strassen und beissendem Frost im Gesicht schreiben. Und er wird immer wieder auf die Blase zurückkommen. Die Blase, in der wir täglich leben, und aus der wir nur ausbrechen können, wenn wir unseren physischen Körper für das brauchen, wozu er da ist. Nämlich, um sich zu bewegen. Nur wer sich physisch bewegt, kann sich auch geistig bewegen. Unser Geist ist unser Geheimnis, das in uns schlummert. Was er ist, und was er kann, erfahren wir nur, wenn wir es schaffen, aus der Blase auszubrechen. Für den Autor ist das Elektrovelo der Schlüssel geworden, der es ihm ermöglicht hat, auszubrechen aus dem Gefängnis der Blase. Und wohin er gekommen ist? Er wagt es mit Freiheit und Wahrheit zu bezeichnen. Und darum habt er sich mit diesem Buch an die Autorengemeinschaft denkmalnach.ch gewendet. Sie haben ihm geholfen zu verstehen. Und sie haben darauf hingewiesen, dass sich die Geschichte des Autors als spannend und hilfreich anhöre. Ohne sie hätte er dieses Buch nicht in Angriff genommen. Aber die E-Bike-Verkäufe boomen. Also ist der Autor nicht der Einzige! Wenn er etwas dazu beitragen kann zu verstehen, warum

E-Bike to Work mehr als nur Lifestyle ist, dann tut er das in aller Bescheidenheit gerne. Er berichtet von seinen Erfahrungen. Andere mögen von den ihren berichten…

11

Soll der Autor jetzt alle E-Bike-Marken aufzählen, die jeweiligen Hersteller der Motoren besonders hervorheben und versuchen, durch Sponsoring, Product Placement und Schleichwerbung dieses Buch möglichst hinauf in rentable Verkaufsbereiche zu hieven?

Es liegt dem Autor fern, Dinge, die sich in der Blase abspielen, zu thematisieren. Es gibt viele hervorragende Modelle von Elektrofahrädern. Und jedes hat Vorteile, so wie jedes auch Nachteile hat. Es spielt keine Rolle, welche Marke auf dem Fahrrad steht. Es spielt auch keine Rolle, in welchem Drehmoment welcher Motor die beste Leistung erbringt. Wichtig ist nur, dass das E-Bike benutzt wird. Denn ein Fahrrad im Keller bewirkt in uns selbst nichts.

Aber ein Elektrovelo, das täglich zum Einsatz kommt, kann sich bewähren und seine Vorteile aufzeigen. Und wir werden diese Vorteile zu schätzen lernen. Und darum starten wir gleich mit dem grössten Vorteil:

Die meisten Leute würden gerne Fahrrad fahren, wenn es nicht so anstrengend wäre. Und wer hat schon die Zeit, Fahrrad zu fahren – die meisten Menschen sind arbeitstätig!

Das E-Bike ist die Lösung! Wer vorher nach einer Velofahrt verschwitzt im Büro ankam, der braucht jetzt nicht mehr zu duschen und die Morgentoilette zu wiederholen. Beim Autor reicht das Wechseln des T-

Shirts. Und von wegen keiner Zeit! Wenn er mit dem E-Bike zur Arbeit fährt, dann braucht er für insgesamt 25 Kilometer hin und zurück nur zehn bis fünfzehn Minuten länger als mit dem Auto. Und während der Rushhour ist er gleichschnell. Wäre die Strecke eben und wären nicht pro Tag etwa vierhundert Höhenmeter zu überwinden, wäre der Unterschied zum PW noch kleiner...

Es kann sich durchaus lohnen, einfach mal ein Elektrovelo auszuleihen und selbst mal zwei drei Tage nacheinander damit zur Arbeit zu fahren. Man muss es nicht jemandem glauben. Man muss es selbst ausprobieren.

Der Autor kann sich noch gut erinnern, wie er mit all seinen Vorurteilen einen Arbeitskollegen fragte, ob er mal sein E-Bike brauchen dürfte, um zu schauen, ob dieses auch für seinen Arbeitsweg taugen würde. Aber der Arbeitskollege hat rumgedruckst. Er stellte sich ungewohnt kompliziert an. Und schliesslich merkte der Autor ihm an, dass er sein E-Bike gar nicht geben wollte. Nicht, weil er Angst gehabt hätte, dem Rad könnte etwas passieren. Nein, er wollte einfach nicht darauf verzichten, selbst mit dem E-Bike zur Arbeit zu kommen. Darum ist der Autor ein paar Tage später kurz entschlossen zum Fahrradhändler gegangen und hat diesen gefragt, ob er ein E-Bike für eine Testfahrt brauchen dürfte. Nach zwei Tagen gehörte das Testfahrzeug schon dem Autor. Und er fährt dieses immer noch. Der Unterschied von damals zu heute ist nur, dass der Kilometerstand jährlich um gut vier- bis fünftausend Kilometer angestiegen ist. Der grösste Teil nur durch Pendelfahrten von zuhause zum Arbeitsplatz und zurück.

Die anfänglichen Vorurteile des Autors gegen E-Bikes hatten sich schon nach wenigen Minuten in Luft aufgelöst. Er hat gemerkt, dass E-Bike fahren auf einem Anstrengungslevel beruht, das viel tiefer liegt als beim normalen Fahrrad. Man schwitzt nicht! Aber man bewegt sich trotzdem! Und wenn man am Abend einen zwei Kilometer langen Schlussaufstieg zu bewältigen hat, weil man am Berg wohnt, dann kackt (der Autor bittet diesen Ausdruck zu entschuldigen, aber er ist wirklich zutreffend!) einen dieser Anstieg nicht schon am Morgen an, bevor man überhaupt losgefahren ist. Nein, zumindest der Autor besteigt nach getaner Arbeit sein Elektrovelo und fährt los. Die zweihundert Höhenmeter Steigung am Schluss bewältigt er mit einem Durchschnittstempo von knapp 20 Kilometern die Stunde. Die Anstrengung dabei ist nicht grösser, als wenn man eben Wegs fahren würde. Man ist einfach etwas langsamer unterwegs.

Jetzt müsste der Autor gleich zur Reichweite seiner Batterie kommen. Der freie Bürger möchte jederzeit uneingeschränkt so weit fahren, wie ihm beliebt. Aber der Akku eines E-Bikes lässt nur eine begrenzte Fahrdistanz zu. Der Autor braucht hier aber nicht weiter auf dieses Problem einzugehen. Die Kapitelüberschrift verspricht Vorteile des Elektrovelos, nicht Nachteile. Und die beschränkte Reichweite ist ein Problem, das im Kopf der Leute vorherrscht. Es ist nicht real. Der Autor hat sich auf einer Internetplattform günstig ein gebrauchtes, zweites Ladegerät ersteigert und sich mit dem gesparten Geld –

im Kapitel 13 geht er darauf ein – einen zweiten Akku gekauft. Seither fühlt er sich frei. Und länger als vier Stunden pro Tag fährt er auch nicht mit dem E-Bike. Denn wenn er eine Fahrradtour machen will, dann greift er noch immer auf das normale Radl zurück.

Das E-Bike kombiniert die Vorteile eines Velos mit denen eines Motorrades. Hätte es ein Dach, so wäre es fast wie ein Auto mit Tretantrieb. Aber ein Dach würde einen der wichtigsten Vorteile des E-Bikes zu Nichte machen. Denn das Dach würde, ähnlich wie beim Personenwagen, zu viel Schutz bieten. Schutz vor, Regen, Wind und Kälte. Aber genau diese Witterungseinflüsse sind es ja, die den Fahrradfahrer täglich erkennen lassen, dass er noch lebt! Zuviel Lebenskomfort führt nur auf direktem Weg hinein in die Blase. Aber frischer Fahrtwind fegt die Blase hinweg. Darum muss man auf das Dach verzichten. Nur so kann man vom zweiten grossen Vorteil des E-Bikes profitieren, nämlich von der frischen Luft.

Bewegung auf einem angenehmen Anstrengungslevel und frische Luft – das tönt nach Sonntagsspaziergang! Und das jeden Tag auf dem Weg zur Arbeit und wieder zurück. Was braucht es der Beschreibung und Erklärung mehr, warum viele E-Bike-Fahrer so gerne fahren?

Natürlich gäbe es noch viele weitere Vorteile. Aber diese hier aufzulisten, würde die restlichen Kapitel des Buches überflüssig machen. Darum lassen wir es hier mal mit der Bewegung und der frischen Luft bewenden und streuen die restlichen Vorteile in die jeweiligen Kapitel ein, wo sie besser passen und vom Leser selbst gefunden werden dürfen.

Nur noch ein kleiner Vorteil soll hier zum Abschluss genannt werden: Das E-Bike ist ein Fahrrad. Zwar ein etwas schwereres Fahrrad, aber dennoch ein Fahrrad. Man kann es nötigenfalls herumtragen, mit dem Auto transportieren oder in den Zug verladen, es ohne Parkgebühren hinstellen oder ins Haus reinnehmen, und man kann trotzdem erstaunlich viel Waren damit transportieren. Vorausgesetzt, man hat auf seinem Gepäckträger ein Körbchen montiert. Wenn man dort eine grosse, passende Tasche reinstellt, dann kann man bis zu zwanzig Kilogramm hineinpacken, und fährt trotzdem noch ohne Anstrengung umher. Der Vorteil ist also, dass das E-Bike ein Fahrrad ist. Ein Fahrrad, mit dem man erstaunlich viel kann und das einem viel mehr Freiheiten einräumt, als man als Autofahrer denken würde.

4   Erfahrungsbericht

Der Autor fährt jeden Tag mit dem E-Bike zur Arbeit. Pro Jahr muss er etwa fünf Mal auf das E-Bike verzichten, weil es die Strassenverhältnisse nicht zulassen. Denn Schneefahrbahn oder vereiste Strassen sind mit dem E-Bike lebensgefährlich. Solange man geradeaus fährt, wiegt man sich in falscher Sicherheit. Aber sobald eine Stoppstrasse oder eine Kurve nahen, wird das Problem offensichtlich: Man schiesst nach dem Trägheitsgesetz geradeaus weiter wie ein Curling-Stein. An Abbiegen oder Bremsen ist nicht zu denken. Zwanzig Stundenkilometer sind ein hohes Tempo, wenn man gerne stillstehen würde. Und wenn man zu Boden geht, ist der Aufschlag in diesem Tempo heftig. Aber der geübte E-Biker ist meist noch schneller unterwegs…

Sobald aber Streusalz ausgebracht wurde und die Strassen aufgetaut sind, darf man sich, die nötige Vorsicht vorausgesetzt, zügig wieder auf das Elektrovelo wagen. Zwar nagt die Korrosion am Fahrgestell und am ganzen Antrieb, aber das Fahrrad ist ein Gebrauchsgegenstand – und zumindest das Rad des Autors erträgt viel.

Die restlichen Tage des Jahres fährt der Autor immer mit dem Elektrovelo. Sicherlich macht es was aus, dass er von klein auf gewöhnt war, bei jedem Wetter Fahrrad oder Mofa zu fahren. Aus dieser Zeit weiss er auch noch, dass eine Regenpelerine, also ein Regenschutz, durch den man mit dem Kopf schlüpft und der dann vorne über Arme und Fahrradlenker liegt, den besten und angenehmsten Schutz gegen Regen bietet. Denn das Regenwasser wird aufgefangen und läuft sauber ab. Und trotzdem hat man unter dem Umhang völlige Bewegungsfreiheit und genügend Frischluft, so dass es zu keinem Hitzestau kommt. Dazu braucht es aber noch Regenhosen und Fussschützlinge. Danach kann einem Schlechtwetter nichts mehr anhaben. Mehr zum Thema Kleidung und Organisation schreibe der Autor noch im Kapitel Schlechtwetter. Aber für viele Neugierige ist halt Regenwetter eine der grössten Unsicherheiten. Darum berichtet der Autor bereits hier darüber.

Es gibt E-Bikes, die sind auf 25 km/h Fahrgeschwindigkeit beschränkt und brauchen darum, zumindest in der Schweiz, kein Nummernschild und keinen Versicherungsnachweis. Der Autor empfiehlt aber ein Elektrovelo, das auf 45 km/h eingestellt ist. Das erfordert zwar dann Nummernschild und Versicherungsnachweis, dafür kommt man voran. (Anders ist es in Ländern, die für solche Fahrzeuge das Tragen eines Motorradhelmes vorschreiben. Diese Vorschrift macht das Fahren so unbequem, dass vom Autor ein langsames E-Bike bevorzugt würde. Aber es ist davon auszugehen, dass diese Vorschriften angepasst werden.)

Ein schnelles Elektrovelo hat den Vorteil, dass man im Schnitt mit etwa dreissig Kilometern pro Stunde unterwegs sein kann. Solange es aber eben ist und die Windverhältnisse nicht zu stark Einfluss nehmen, sind es doch eher gute vierzig Stundenkilometer, die man fahren kann. Darum ist es überhaupt kein Problem, Fahrstrecken zu wählen, die zwar etwas länger sind, dafür wenig

Verkehr aufweisen. So wird die Fahr zur Arbeit zur Erholung. Denn eines müssen wir uns bewusst sein: Als E-Biker laufen wir ständig Gefahr, von anderen Verkehrsteilnehmern übersehen und «abgeschossen» zu werden. Darum empfiehlt es sich, einen Weg zu wählen, der weniger befahren ist. Und es lohnt sich zur eigenen Sicherheit, sich mit Helm und Warnweste zu bekleiden, damit wir einen minimalen Schutz haben. Dazu aber mehr im Kapitel Sicherheit.

Wenn der Autor nun frisch durchgelüftet und dank der Bewegung erholt am Arbeitsort ankommt, dann braucht er zwei bis drei Minuten, um sich umzuziehen und den Akku einzustecken, damit dieser dann für die Rückfahrt wieder geladen ist. Natürlich könnte der Autor mit der gleichen Akkuladung zurückfahren. Aber es scheint, als würde dem Akku regelmässiges Aufladen und das nicht völlig Aufbrauchen der Ladung Lebenszeit schenken. Denn erstaunlicherweise fährt der Autor noch immer mit dem gleichen Akku, auch wenn der Fahrradhändler von weitaus kürzeren Lebensdauern berichtet.

Während der Arbeit kann man sich dann bereits auf die Heimfahrt freuen – besonders bei schönem Wetter! Dann wählt der Autor meist einen weiteren Weg, wo er auf Nebenstrassen und einem Zweiradweg durch Wälder, Äcker und einem Bachufer entlangfahren kann. Da ist er zwar weniger schnell, dafür sieht er viel mehr Tiere und andere Schönheiten der Natur. Manchmal trifft er auf andere Radfahrer und plaudert ein bisschen mit ihnen, wenn er ein kurzes Stück mit ihnen fährt. Ja, E-Biker dürfen sich alle grüssen, so wie Motorradfahrer auch. Wir sind eine Gemeinschaft!

Ach ja, und wenn wir gerade beim Grüssen sind: Die Leute im Dorf haben sich daran gewöhnt, dass der Autor mit dem E-Bike vorüberfährt. Er grüsst immer alle freundlich, auch diejenigen, die er nicht kennt. Das hat dazu geführt, dass man ihn wahrnimmt. So staunt er täglich, wie viele Menschen in Zwischenzeit auf der Strasse, in Gärten und auf den Balkons von sich aus freundlich zurückgrüssen – Menschen, die der Autor nicht kennt. Aber scheinbar wissen sie, dass er der ist, der immer mit dem Elektrovelo unterwegs ist…

Wenn der Autor dann abends zuhause ankommt, dann ist er etwas schon los, nämlich Ärger, Stress und Unbehagen von der Arbeit. Irgendwie ist all dieses negative Beigemüse des Arbeitsalltags auf der Strecke geblieben. Meistens geht der Autor dann duschen, weil er dies nach einem langen Tag ohnehin tun würde. Aber nicht zwingend, weil er geschwitzt hat und stinken würde. Dafür hat er klar auf einem zu tiefen Level körperliche Leistung erbracht. Eher duscht er, weil sich gerne fit und sauber fühlt. Nun, um ganz ehrlich zu sein: Da der Autor auf dem Nachhauseweg einen Schlussaufstieg zu bewältigen hat und er manchmal auch etwas auf Leistung setzt, bilden sich zumindest im Sommer dennoch ein paar Schweissperlen auf der Stirn. Aber lieber Schweissperlen, als gar keinen Schmuck…

Manchmal, wenn der Autor am Abend noch einen Termin hat oder in den Ausgang geht, dann ist er froh, wenn er einen zweiten Akku hat. Denn die Akkuladezeit beträgt etwa zwei Stunden. So lange kann er nicht immer warten. Schön ist, dass er mit dem E-Bike mitten in die Stadt fahren kann und nicht nach einem Parkplatz suchen muss. Auf Alkohol muss der Autor verzichten, da beim E-Bike die gleiche Promille-Grenze gilt, wie beim PKW. Aber wer weiss, vielleicht nehmen es die Gesetzeshüter mit Kontrollieren von E-Bike-Fahrern etwas weniger genau.

Was der Autor aber am E-Bike besonders schätze, wenn er es für abendliche Veranstaltungen nutzt, ist, dass er auf dem Nachhauseweg genügend Zeit zum Abschalten hat. Vereinssitzungen, geschäftliche Gespräche oder auch nur gemütliche Abende mit Kollegen bringen viele neue Inhalte und Gedanken in den Kopf. Diese kann man beim nachhause Fahren ordnen und der Schlaf ist danach deutlich besser. Bewegung hilf dem Kopf zu verdauen. Und auch ein feines Essen lässt sich mit Bewegung besser verdauen.

Der Autor benutzt sein E-Bike auch häufig in der Freizeit oder zum Einkaufen. Er kommt so zu zusätzlicher Bewegung und kann zudem an Orten durchfahren, wo er mit dem PKW nicht fahren könnte oder dürfte. Aber der Hauptgrund, weshalb er das E-Bike so häufig benutzt, ist doch der, dass es so sehr Spass macht, damit zu fahren. E-Bike fahren ist fast ein bisschen wie Fliegen. Natürlich bleibt man am Boden. Aber man ist geräuschlos und erstaunlich schnell unterwegs. Man verscheucht Wildtiere nicht mit Motorenlärm und man hört vom Rauschen des Baches bis zum Vogelgezwitscher viel Schönes aus der Natur. Das tut gut und entspannt. Und immer, wenn man jemanden trifft, dann nimmt man ihn direkt wahr und nicht durch eine widerspiegelnde Autoscheibe, was aus Menschen Fahrzeuglenker macht.

E-Bike fahren tut gut, das kann der Autor bezeugen - und es gibt viele, die es ihm gleichtun.

5 Anforderungen an das Fahrrad

Die Anforderungen an ein Elektrovelo sind sehr hoch, wenn es so oft gebraucht wird. Die Daumenregel lautet, dass man das E-Bike etwa alle tausend Kilometer in den **Service/Unterhalt** bringen sollte. Beim Autor sind das also vier bis fünf Mal jährlich. Das kostet Geld. Aber dafür erspart eine regelmässige Pflege grössere Reparaturen. Und es ist wirklich wichtig, dass das Elektrofahrrad gut gewartet wird, denn es leistet ein Vielfaches mehr als ein normales Fahrrad.

Ein E-Bike ist mit Motor und Akku in etwa doppelt so schwer wie ein normales Fahrrad. Das Fahrgestell ist solider gebaut, weil es mehr Gewicht und mehr Ausstattung tragen muss. Und weil wir beim E-Bike häufig auch noch Gepäck mitführen, was zumindest der Autor beim normalen Velo aufgrund der stark steigenden Anstrengung möglichst zu vermeiden versucht, was beim E-Bike aber in Sachen Anstrengung nichts ausmacht, sind wir schnell auf einem hohen Gesamtgewicht. Wir sprechen da, je nach Körpergewicht des Fahrers, schnell von 80 bis 120 Kilogramm. Wenn wir jetzt mit diesem Gewicht den Berg herunterfahren, dann ist die Belastung für das **Bremssystem** riesig. Wir sollten also ein Fahrrad haben, das hinten und vorne über Scheibenbremsen verfügt. Und weil die Bremsbeläge so stark beansprucht werden, sollten wir spezielle Bremsbeläge für E-Bikes montieren lassen. Diese sind härter und halten länger. Dafür quietschen sie leider, wenn sie nass sind. Aber so bekommt man wenigstens die nötige Beachtung von den andern Strassenbenutzern, wenn man auf den

Kreisvortritt zufährt, oder wenn man Fussgänger, ohne diese zu erschrecken, überholen will.

Was das Gewicht beim Bremsen an Belastung auf das Bremssystem bewirkt, bewirkt es genau gleich beim Beschleunigen auf den **Antrieb**. Wenn wir anfahren und gute hundert Kilogramm in Bewegung setzen, dann ist die Belastung für den ganzen Antrieb enorm. Sowohl unsere Tretkraft als auch der Antrieb des Motors wirken auf die **Fahrradkette** und auf die **Zahnradkränze**. Darum wundert es nicht, dass zumindest bei Männern der ganze Antrieb regelmässig ersetzt werden muss. Männer scheinen einen stärkeren Antritt zu haben und sind durchschnittlich auch schwerer. Darum ist die Belastung führ ihr Fahrzeug auch beträchtlich höher.

Der Autor muss die Fahrradkette etwa alle zweitausend Kilometer wechseln lassen. Die Kassette mit den Zahnkränzen hinten hält etwa viertausend und das Zahnradblatt vorne etwa achttausend Kilometer. Es kann aber sein, dass manchmal gleich der ganze Antrieb ersetzt werden muss, da eine neue Kette nicht mehr in angebrauchte Zahnkränze passt und der Antrieb nach kurzer Zeit zu hacken beginnt. Das ist aber nicht allzu tragisch, da das Material nicht sehr teuer ist. Einzig die Arbeit des Mechanikers schlägt zu buche.

Wir erkennen also, dass es sich lohnt, ein qualitativ hochstehendes E-Bike anzuschaffen, wenn man es wirklich viel fahren will. Um ab und zu eine Sonntagsausfahrt zu machen, tut es auch ein billigeres.

Wenn wir so häufig Unterhaltsarbeiten zu erledigen haben, lohnt es sich, einen guten **Fahrradhändler** zu suchen. Für die Fahrradhändler hat sich mit den E-Bikes ein neuer Markt eröffnet. Dafür sind sie auch viel mehr unter Druck, da viele Pendler ihr E-Bike nicht zu lange in der Werkstatt stehen haben wollen. Der Autor kann sein Fahrrad nach telefonischer Anmeldung jeweils am Abend nach Ladenschluss hinstellen und den Schlüssel einwerfen. Am nächsten Tag gegen Abend kann er das sauber geputzte und revidierte Rad dann bereits wieder abholen. In den allermeisten Fällen hat der Händler alle Ersatzteile an Lager, so dass er den Termin fast immer einhalten kann. Wenn das E-Bike im Service ist, dann benutze der Autor halt dann den PKW, um zur Arbeit zu fahren. Aber wenn seine Frau es ihm erlaubt, darf er ihr E-Bike benutzen.

Nebst bei den Bremsen und dem Antrieb ist die Belastung aber auch in anderen Bereichen gross für ein Elektrovelo. So müssen wir uns bewusst sein, dass die **Schaltung** sehr oft benutzt wird, weil wir bei jeder Verlangsamung unbedingt herunterschalten sollten. Tun wir das nicht, dann ist die Belastung beim Anfahren oder Beschleunigen für den ganzen Antrieb sehr hoch. Der Motor unterstützt ja unsere Tretleistung bei einem E-Bike. Wenn wir mit viel Kraft treten, dann überträgt auch der Motor viel Kraft. Ein hoher Gang hat also zwangsläufig eine viel höhere Belastung auf den Antrieb zur Folge als ein leichterer Gang. Darum also bei jeder Verlangsamung runterschalten! Aber wer runterschaltet, muss auch wieder hochschalten. Und weil wir nicht wie beim normalen Rad in einem Bereich von etwa zehn bis fünfundzwanzig Stundenkilometern unterwegs sind, sondern in einem doppelt so weiten Bereich, müssen wir auch fast doppelt so viel schalten, bis wir vom Stillstand die normale Fahrtgeschwindigkeit erreicht haben. Wir können und sollten auch die Schaltung entlasten, indem wir immer möglichst ohne Belastung zu schalten versuchen. Das lässt sich mit etwas Übung und vorausdenkendem Fahrstil recht gut erreichen. Schalten wir unter voller Belastung, dann müssen Schaltteile und Antriebsteile entsprechend schneller ersetzt werden.

Auch viel stärker beansprucht als beim normalen Fahrrad werden beim E-Bike die **Räder**. Hier bleibt schon mal zu sagen, dass der Fahrkomfort und das Handling tendenziell höher und einfacher sind, je grösser der Radumfang ist. Denn Schlaglöcher, Randsteine und Naturwege verursachen bei grösseren Rädern weniger Erschütterung. Aber gerade diese Erschütterungen führen bei den Rädern aufgrund der höheren Fahrgeschwindigkeit und des höheren Gewichts bei einem Elektrovelo zu grosser Belastung. Der Autor musste schon mehrmals Fahrradspeichen ersetzten lassen, weil diese abgebrochen waren; meistens, wenn er beim Runterfahren mit bedeutender Geschwindigkeit langgezogene Kurven gefahren ist. Jedes Mal, wenn es dann «bling» machte, und das Vorderrad zum Glück durch die abgebrochene Speiche nicht blockiert wurde, dachte der Autor wieder daran, dass er es beim Bergabfahren mit der Geschwindigkeit nicht übertreiben sollte. Denn bei einem Sturz aufgrund eines Materialschadens wäre er völlig ungeschützt. Und Bäume, Zaunpfähle und Signalstangen kommen bei fünfzig bis sechzig Stundenkilometern sehr schnell näher!

Die **Reifen** nutzen sich natürlich auch schneller ab als bei einem normalen Fahrrad. Der Autor achtet darauf, dass er Reifen mit einem griffigen Profil montieren lässt. Denn wenn er steile Fusswege hinauffahren will, dann drehen die Räder bei Nässe auf Gras weniger schnell durch. Ausserdem fährt er regelmässig Naturwege, so dass er mit Slicks nicht so gut bedient wäre. Die Reifen müssen etwa alle 1500 Kilometer ersetzten.

In Zwischenzeit sind beim E-Bike des Autors auch die **Schutzbleche** bei der Halterung abgebrochen. Das ist wohl auf die ständigen Erschütterungen beim Fahren zurückzuführen. Aber anstatt die Schutzbleche ersetzten zu lassen, hat er sie einfach mit einem Blechstreifen und mit starkem Baukleber gestützt und geklebt. Zusätzlich schwarz gesprayt sieht man die Reparatur kaum.

Alles in allem erkennen wir also, dass ein E-Bike viel mehr leisten muss als ein normales Rad. Aber wir kennen das ja vom PKW. Auch bei einem Personenwagen müssen wir regelmässig Sicherheitsprüfungen durchführen und Verbrauchsmaterial ersetzten. Jedoch ist beim E-Bike die Rechnung bedeutend tiefer. Trotzdem zahlte der Autor im Schnitt über die letzten fünf Jahre gerechnet pro Jahr etwa einen Fünftel des Anschaffungspreises für Service und Reparaturen. Aber er zahlt dieses Geld gerne, da ihm das E-Bike sehr viel Geld einsparen hilft. Darauf möchte er aber erst im Kapitel 13 eingehen.

Der Fahrradhändler hat den Autor darauf hingewiesen, dass er viele Unterhaltskosten minimieren könnte, wenn er auf ein E-Bike wechseln würde, das einen Keilriemen zur Antriebsübertragung hat, anstatt eine Kette und Zahnkränze. Aber für den Autor ist der direkte Antritt und die damit verbundene schnellere Kraftübertragung und Beschleunigung aufgrund des Fahrgefühls von Bedeutung, so dass er nicht gewechselt hat. Ohnehin hat er nicht vor, das E-Bike einzutauschen. Denn die Hersteller wechseln regelmässig Akkus und Ladegerät, so dass er dann alles Zubehör neu anschaffen müsste. Darum zahlt er das Geld lieber für Unterhalt und Reparaturen. Das kommt nicht nur günstiger, weil der Abschreiber bei einer Neuanschaffung wegfällt, sondern spart auch Ressourcen. Und beim Eintausch kriegt man für ein E-Bike nicht mehr viel, da man nie genau weiss, wie gut der Zustand des Akkus noch ist. Da der Akku circa einen Drittel des Neupreises ausmacht, und ein Akku normalerweise nach drei bis vier Jahren stark an Leistung einbüsst, macht es wenig Sinn, gebrauchte E-Fahrräder zu kaufen, da der neu benötigte Akku teurer wäre als das ganze E-Bike. Da der Autor aber bei seinem Elektrovelo genau weiss, in welchem Zustand es ist, und weil er zu seinen Akkus sehr gut Sorge trägt, kann er hoffentlich noch lange sein erstes E-Bike fahren.

Hier eine Zwischenbemerkung: Seit dieses Buch hier geschrieben wurde, sind weitere zwei Jahre vergangen. Der Autor hat das Fahrrad aufgrund beruflicher Veränderungen etwas weniger gebraucht. Dennoch kam er auf fast viertausend Kilometer im Jahr, weil er in der Freizeit mehr gefahren ist. Die Natur- und Nebenwege haben das E-Bike stark beansprucht. Und so kam es, dass sich der Autor nach gut fünf Jahren entschieden hat, sein Elektrovelo einem grossen Service zu unterziehen. Es wurden beide Räder mit Schlauch und Reifen, der ganze Antrieb und alle Brems- und Schaltkabel ersetzt. Diese Revision war nötig, weil die Reparaturen immer häufiger eintraten und vor allem immer mehr Speichen brachen. Die Kosten waren mit einem Drittel des Anschaffungspreises recht hoch. Dafür war das E-Bike danach fast wieder wie neu. Wer mit den Kosten einer Neuanschaffung vergleicht, der erkennt, dass Unterhalt sich allemal lohnt, selbst wenn in gewissen Abständen vieles ersetzt werden muss. Aber ein Elektrofahrrad ist eben einfacher zu warten und die Ersatzteile sind viel günstiger als bei einem PKW. Darum ist der Autor von Unterhalt und Reparatur überzeugt. Neuanschaffungen belasten die Umwelt und die Geldbörse weitaus mehr und sind weniger nachhaltig.

Kommen wir zurück zu den Anforderungen an ein E-Bike und wenden wir uns dem **Akku** also der Batterie zu. Diese sollte im Winter nicht der Kälte ausgesetzt werden. Das ist äusserst wichtig! Darum ist es praktisch, wenn der Akku problemlos demontiert und zum Laden ins Haus genommen werden kann. Ist der Akku fest oder umständlich montiert, dann muss das ganze Rad an die Wärme genommen werden. Zudem muss das ganze Rad dann mit Kabel an das Stromnetz angeschlossen werden zum Laden des Akkus. Das belastet die Anschlussbuchse viel mehr und ist viel umständlicher, als wenn nur der Akku herumgetragen werden muss. Geht die

Anschlussbuchse kaputt, dann muss womöglich der ganze Akku ersetzt werden. Das kostet viel Geld.

Und ja, wenn Sie den Akku dann nach dem Aufladen wieder montieren, dann stellen Sie immer mit einer Gegenbewegung sicher, dass dieser auch sicher eingerastet ist und festsitzt. Würde er beim Fahren aus der Halterung fallen und zu Bruch gehen, dann wäre das Glück für den Fahrradhändler, aber Pech für Sie!

Die Anforderungen an ein E-Bike sind hoch. Aber es leistet dafür auch viel! Wir sollten nie vergessen, dass tausend gefahrene Kilometer eine weite Strecke sind und damit viel Belastung und Abnutzung verbunden sind. Wenn wir unser E-Bike täglich brauchen, dann sind tausend Kilometer ein Nichts. Das E-Bike zeigt uns also auf, dass Mobilität immer ihren Preis hat, auch wenn wir einen Teil der dazu verbrauchten Energie selbst beisteuern.

6   Sicherheit

Das Thema Sicherheit können wir in verschiedene Bereiche einteilen. Da wäre mal die Sicherheit, die den Fahrer betrifft. Dann die Sicherheit der anderen Verkehrsteilnehmer und schliesslich auch noch die Sicherheit für das Fahrrad selbst in Bezug auf Beschädigung und Diebstahl. Starten wir mit dem wichtigsten Teilbereich, nämlich der Sicherheit des E-Bike-Fahrers.

Langsam gewöhnen sich die motorisierten Verkehrsteilnehmer an Elektrovelos. Aber immer noch schätzen sie E-Biker vor allem in Bezug auf ihre Fahrgeschwindigkeit falsch ein. Es kommt darum regelmässig vor, dass uns als E-Biker die Vorfahrt genommen wird, besonders in Kreisvortritten. Natürlich reicht es für einen PKW allemal, vor einem normalen Velofahrer auf dessen Fahrspur einzubiegen. Aber ein E-Bike beschleunigt mehrfach schneller. Darum sollten wir immer damit rechnen, dass uns jemand urplötzlich vor die Nase fährt.

Ausserdem sind wir mit dem E-Bike schnell unterwegs. Wir sind aber von unserer Silhouette her eher klein und unscheinbar. Zwar lassen wir das Licht immer eingeschaltet, damit man uns besser sieht, aber dennoch können wir leicht übersehen werden. Darum sollten wir vorsichtig fahren, sobald andere Verkehrsteilnehmer da sind, denn wir müssen auch für diese aufpassen – zu unserer eigenen Sicherheit. Und weil wir wissen, dass wir als E-Biker schnell übersehen werden, tragen wir immer eine **Warnweste** in Neonfarbe mit reflektierenden Leuchtstreifen. Wenn der Autor diese mal vergisst, dann stellt er am Verhalten der Autofahrer schnell fest, dass er viel später erkannt wird als mit Signalweste. Darum ist ihm diese Weste sehr wichtig.

Natürlich trägt der Autor einen **Fahrradhelm**, denn dieses trägt nicht nur zur Sicherheit bei, sondern ist in den meisten Ländern auch obligatorisch. Und etwa die Hälfte des Jahres trägt der Autor auch **Handschuhe**. Diese trägt er eher temperaturbedingt. Dennoch schützen sie bei einem Sturz gegen Schürfwunden.

Zwar ist der Autor von diesem Problem nicht betroffen, weil er Brillenträger ist. Dennoch soll hier darauf hingewiesen werden, dass es sinnvoll, um nicht zu sagen ratsam ist, eine **Schutzbrille** zu tragen, wenn man E-Bike fährt. Denn besonders im Sommerhalbjahr schmerzt es stark, wenn Insekten in die Augen fliegen. Fahren wir mit vierzig Stundenkilometern und das Insekt mit dreissig, so gibt das einen Aufprall mit einer Geschwindigkeit eines einfacheren Geschosses. Das kann unsere Augen oder Augenpartien beschädigen. Bei Hagel, peitschendem Regen oder Graupelschauern schützt eine Brille unser Gesicht zumindest teilweise vor den schmerzenden Körnern oder Tropfen.

Alle Sicherheitsvorkehrungen nützen nichts, wenn man unvorsichtig oder zu aggressiv fährt. Besonders im Stadtverkehr wird darum empfohlen, langsamer und vorsichtiger zu fahren. Der Autor vermeidet es als E-Bike-Fahrer, bei Ampeln oder bei Stau rechts an den stehenden Autos vorbeizufahren. Es ist einfach zu gefährlich. Das Elektrovelo ist breiter und man fährt schneller. Wird eine Beifahrertüre geöffnet, oder wird man beim Abbiegen übersehen, dann trifft es den E-Bike Fahrer, selbst wenn der Automobilist die Schuld trägt.

Der Autor versucht immer, grossen Verkehrsaufkommen zu entgehen. Da das E-Bike keinen Lärm macht und darum von den meisten Fahrverboten nicht betroffen ist, kann der Autor oft Hinterwege und Quartierstrassen benutzen, wo die Gefahr sofort viel geringer ist als auf einer Hauptstrasse.

Ein Elektrovelo sollte unbedingt einen **Rückspiegel** haben! Denn mit dem E-Bike sind wir schnell unterwegs. Somit überholen wir auch oft normale Radfahrer oder langsamere Fahrzeuge. Ein Blick zurück ist dabei zwingend nötig, weil die Folgen einer Kollision bei diesen höheren Tempi gravierend wären. Auch während der normalen Fahrt ist ein Kontrollblick in den Rückspiegel gut für die Sicherheit. Oft übernehmen sich Automobilisten und vor allem LKW-Fahrer, wenn sie uns überholen wollen. Sie schätzen unsere Geschwindigkeit und unsere Beschleunigung falsch ein. Wenn wir mit vierzig fahren, sie aber nur mit fünfzig überholen dürfen, führt das zu gefährlichen Momenten, weil sie das Überholmanöver bei unerwartetem Gegenverkehr abkürzen müssen und uns somit abdrängen. Wenn man rechtzeitig im Rückspiegel erkennt, dass ein Fahrzeug zum Überholen ansetzt, dann kann man seine Fahrweise anpassen und sich dadurch schützen.

Am meisten befürchtet der Autor auf dem E-Bike, dass er abgeschossen wird. Wenn er mit gut vierzig Stundenkilometern eine Strasse entlangfährt und ihm dann jemand vor die Nase fährt oder ihn direkt abschiesst, weil er den E-Biker nicht kommen sah, dann ist ein Sturz unausweichlich und bei dieser Geschwindigkeit gefährlich. Der Autor hütet sich darum davor, zu schnell über Kreuzungen und vorbei an Querstrassen zu fahren.

Bisher ist der Autor zweimal gestürzt. Das ist wenig auf all dies Fahrkilometer gerechnet. Aber beide Male ist der Autor gleich gestürzt und mehrere Male hatte er Glück, dass es nicht noch mehr Stürze wurden. Darum sei hier gewarnt: In Kurven verlieren die Reifen bei einem E-Bike schneller die Haftung als bei einem normalen Rad! Der Autor kann sich das nicht genau erklären. Vielleicht liegt es am höheren Gewicht oder am höher gelegenen Schwerpunkt. Aber gerade in Kreiseln passiert es sehr schnell, dass man ausrutscht! Und es ist sehr unangenehm, mitten im Kreisel am Boden zu liegen und womöglich noch gegen ein fahrendes Auto zu rutschen. Darum folgender Rat: In Kreiseln und in Kurven – besonders bei nasser Fahrbahn – immer langsamer fahren als man es für nötig hält.

Der Autor hat sich den Kreisel, indem er so unerwartet gestürzt ist, nachträglich genau angesehen. Dieser Kreisel ist aufgrund der grossen Verkehrsbelastung betoniert. Die Betonoberfläche ist aber vom vielen Darüberfahren abgenutzt und teilweise glatt geworden. Es braucht nur einen Öltropfen oder etwas Scheibenwasser eines anfahrenden Fahrzeuges, und unser Reifen verliert die

Haftung. Wir sind mit dem E-Bike nun mal doppelt so schnell unterwegs wie mit einem normalen Rad, das dürfen wir nie vergessen. Es geht sehr schnell!

***

Als zweiten Teilbereich dieses Kapitels behandeln wir die anderen Verkehrsteilnehmer. Gefährden können wir die meisten motorisierten Verkehrsteilnehmer kaum, denn sie sind besser geschützt als wir. Aber wir können sie erschrecken, was zu gefährlichen Reaktionen führen kann. Als E-Bike-Fahrer sollten wir immer daran denken, dass man uns schlecht sieht und dass wir falsch eingeschätzt werden. Wenn wir aufpassen, dann erschrecken wir andere weniger.

Wir sollten aber sehr gut Acht geben, dass wir keine Fussgänger gefährden! Wenn wir einen Menschen mit unserem Fahrtempo und dem beträchtlichen Gewicht unseres Fahrzeuges umfahren, dann kann das zu schwerwiegenden Verletzungen führen. Und für uns gilt die gleiche Regel wie für alle anderen Verkehrsteilnehmer, dass wir auf halbe Sichtdistanz anhalten können müssen.

Da man uns mangels Motorengeräusche nicht hört und auch schlecht sieht, müssen wir bei Fussgängern immer gut aufpassen. Kinder sind nicht einschätzbar, also Tempo immer reduzieren und vorsichtig vorbeifahren. Und wenn wir auf dem Fahrradweg Fussgänger überholen, dann sollten wir klingeln oder laut genug grüssen, damit wir sie nicht erschrecken. Würden wir unbemerkt an ihnen vorbeifahren, dann genügt ein Ausfallschritt und wir touchieren sie. Das hat für beide unangenehme Folgen.

Alles in allem gefährden wir mit dem Elektrovelo aber die Umwelt viel weniger als etwa mit einem Offroader. Darum wäre es wünschenswert, dass viel mehr Menschen E-Bike fahren würden. Ein Kind hat bei einem Unfall mit einem E-Bike eine Chance zu überleben – bei einem Offroader jedoch kaum.

***

Als letzter Teilbereich wäre da noch die Sicherheit für unser E-Bike selbst. Sicher, wir sollten es versichern. Denn so praktisch wie das E-Bike für uns ist, ist es auch für jemandem, der gerade kein Fahrzeug zur Hand hat. Darum sollten wir unser Elektrovelo immer abschliessen und den Velocomputer abnehmen. Wenn wir den Computer aufgesteckt lassen, dann braucht man nur das Schloss aufzubrechen und verfügt dann über ein großartiges, funktionierendes Fahrzeug. Denn ein E-Bike hat kein Zündschloss und folglich auch keinen Zündschlüssel. Mit einer Schneidezange ist ein herkömmliches Schloss eines Elektrovelos schnell geöffnet. Müsste der Autor beim Diebstahl zwischen einem E-Bike und einem normalen Rad wählen, würde er sich schon nur aufgrund des Schlosses für das E-Bike entscheiden, vom nachgängigen Fahrkomfort mal ganz abgesehen. Wenn aber der Bordcomputer fehlt, dann wird das Fahren mit dem E-Bike zur Tortur. Denn ohne Computer kein Antrieb, und ohne Antrieb ist das Fahren mit einem Elektrovelo sehr anstrengend und darum unangenehm.

Der Autor vermeidet es, sein E-Bike in fest frequentierten Veloständern oder an unüberwachten Stellen abzustellen. Bei einem E-Bike kann mehr kaputtgehen als bei einem normalen Fahrrad. Darum hofft der Autor schon gar nicht darauf, dass andere Velofahrer Sorge zu seinem E-Bike tragen. Er geht lieber etwas weiter zu Fuss, als dass er sein Fahrzeug in einen Veloständer stellt, wo auf den Zug Eilende ihr Fahrrad ebenfalls hineinquetschen und dann wieder mit Muskelkraft herausreissen.

Ansonsten müssen wir uns um unser E-Bike kaum Sorgen machen. Denn unser E-Bike sieht bald so gebraucht aus, dass es attraktivere Objekte zum Mitlaufenlassen gibt. Und wie meistens macht ja die Gelegenheit Diebe.

7   Schlechtwetter

Natürlich ist Schlechtwetter auf dem E-Bike unangenehm. Wer wird schon gerne nass oder friert? Müsste der Autor mit dem E-Bike reisen, dann würde er sich etwas einfallen lassen. Aber er pendelt ja. Das macht einen grossen Unterschied. Wenn man die Fahrstrecke genau kennt, weiss man auch, was einen erwartet. Man kann sich also entsprechend ausrüsten. Am Arbeitsplatz dann angekommen, verfügt der Autor über eine Garderobe, wo er die Kleider aufhängen kann. Bis zur Heimfahrt sind sie wieder trocken.

Mit Pelerine, Regenhose und Fussschützen wird man kaum nass. Zum An- und Ausziehen brauche der Autor etwa zwei Minuten. Er ist so schnell, weil die Regenhose weit genug ist, dass er sie über die Schuhe anziehen kann. Die Füsslinge zieht er jeweils als erstes an, über die Schuhe, versteht sich. Per Klettverschluss geht das sehr schnell. Dann zieht er die Regenhose darüber an, dann folgen Jacke und darüber die Pelerine. Am Schluss kommt noch der Helm drauf. Der Autor hat sich schon überlegt, einen Helmüberzug anzuschaffen, damit kein Regenwasser durch die Lüftungslöcher des Helms laufen kann. Aber bisher liess er es sein – Regen macht schön.

Schlechtwetter ist eine Frage der Einstellung. Wenn man trocken bleibt, dann macht einem Regenwetter nichts aus. Im Gegenteil, der Autor geniesst es sogar, den Regen im Gesicht zu spüren. Einzig, dass die Regentropfen die Brille beschlagen und so die Sicht erschweren, müsste nicht sein.

Als Schlechtwetter könnte man auch kalte Temperaturen verstehen. Ab minus drei Grad Celsius wird das Fahren tatsächlich unangenehm. In diesen Fällen zieht der Autor einfach den Skianzug an. Mit Skijacke und gefütterter Skihose friert er dann nur noch an Gesicht und Händen. Darum hat er sich eine Sturmmütze zugelegt, die das ganze Gesicht schützt und nur die Augenpartie offenlässt. Den Helm kann man problemlos darüber anziehen. Ist es nicht ganz so kalt, dann trägt der Autor unter dem Helm eine Sportmütze. Und in der Übergangszeit trägt er ein Stirnband, um vor allem die Ohren vor dem Fahrtwind zu schützen.

Handschuhe hat der Autor verschiedene. Wenn es richtig kalt ist, dann trägt er die dicken Fausthandschuhe, da er sonst steife Finger kriegt. Wenn es nur kalt ist, wählt er Skihandschuhe und in der Übergangszeit leichte Fingerhandschuhe. Das lohnt sich für ihn, denn er friert schnell an den Händen. Die Hände mit all ihren Gelenken dem stetigen Fahrtwind auszusetzen ist ohnehin nicht gesund.

Schnee und Hagel sind ein anderes Thema. Da lässt der Autor sein E-Bike stehen und wählt den öffentlichen Verkehr, das Auto oder er geht zu Fuss. Hagel peitscht so hart, dass es zu sehr schmerzt, besonders im Gesicht. Schnee würde gehen, macht aber die Fahrbahn glitschig und darum gefährlich.

Ansonsten kommt dem Autor kein Schlechtwetter in den Sinn, welches ihn gross behindern würde. Wenn er Regen, Wind und Kälte trotzt, dann merke er immer wieder, dass er noch lebt! Und er kann sich dann auf Wärme und Geborgenheit freuen, wenn er ankommt. Aber auch bei Schlechtwetter ist die frische Luft etwas Wunderbares. Dafür beisst der Autor gerne etwas auf die Zähne. Lieber kurz mal draussen auf dem E-Bike sein, als den ganzen Tag einen Kopf zu ertragen, der sich mangels Frischluft anfühlt, als wäre er mit Watte gefüllt.

8　　Hauptnutzen

Der Hauptnutzen des E-Bikes ist, dass man das Nützliche mit dem Praktischen mit dem Angenehmen verbindet. Zur Arbeit fahren und zurück muss man täglich. Daran führt nichts vorbei. Wenn man ohne grossen Mehraufwand mit dem E-Bike fahren kann, dann ist das aus gesundheitlichen und finanziellen Gründen praktisch. Und wenn man die Fahrt auch noch zu geniessen weiss, weil jeder Meter auf dem E-Bike zu einem Erlebnis werden kann, dann ist das mehr als nur angenehm.

Seit der Autor E-Bike fährt, nimmt er viel mehr wahr. Mit dem PKW war er meist zu schnell unterwegs, als dass er Blumen, Wildtiere oder den Wolkenhimmel bemerkt hätte und hätte geniessen können. Es ist auch nicht empfehlenswert, solche Dinge zu betrachten, wenn man am Steuer sitzt!

Mit dem E-Bike hat man aber alle Zeit der Welt. Man kann zum Fahren schauen, riechen und fühlen. Wenn der Autor den Dachs in der Wiese auf Futtersuche sieht, dann kann er problemlos anhalten und zuschauen, ohne dass er ein Verkehrschaos provozieren würde. Und so manches Morgenrot oder manche Gewitterwolke erweckte seine Faszination, währenddem er nichts anderes tat, als zur Arbeit zu fahren und zurück.

Dass der Autor während dem Arbeitsweg viel Schönes sieht und entdeckt, ist eine Sache. Vielleicht gibt es ja Leute, die sich nichts aus solchem Zeugs machen. Schade für sie. Aber auch wenn dem so wäre, so hat man doch mit dem «E-Bike to work» einen unanfechtbaren Trumpf gegenüber ÖV oder PKW in der Hand: Man war draussen und hat sich bewegt! Und das täglich! Und das, ohne zusätzlichen Zeitaufwand! Und wenn man auf der Arbeit ankommt, dann ist man frisch und leistungsfähig. Man arbeitet schneller und effizienter. Dadurch hat man mehr Freizeit, Erholungszeit oder verdient mehr. Und wenn man nach Hause kommt, dann ist zumindest der Autor (wieder) glücklich und zumindest mental erholt, weil die Wunderkombination von frischer Luft und Bewegung dies möglich gemacht haben. Somit kann man mit dem Abend noch etwas anfangen, weil die Lebensgeister wieder aktiv sind. Wenn der Autor jeweils mit dem Auto nachhause gefahren ist, dann war er zuhause noch müder, als dass er nach der Arbeit ins Fahrzeug gestiegen war.

Der Hauptnutzen des «E-Bike to work» ist also, dass man mehr vom Leben wahrnimmt und gleichzeitig vitaler und gesünder durchs Leben geht. Dieser Hauptnutzen tönt hier etwas banal. Aber wenn man dessen Wirkung über mehrere Jahre beobachtet, dann wird der Effekt erst deutlich: Man beginnt zu leben!

9   Die Blase

Und dass jetzt die Blase thematisiert wird, drängt sich auf. Im letzten Kapitel wird der Autor versuchen zu verraten, warum Menschen ungewollt in die Blase abrutschen. Er wird versuchen zu erklären, warum frische Luft und Bewegung für einen funktionierenden, gesunden Körper unabdingbar sind. Hier geht es nur darum, zu versuchen zu erklären, was mit «der Blase» gemeint ist.

Wenn wir Kinder beobachten, dann stellen wir fest, dass diese von sich aus nicht eigentlich träge sind. Sie tollen herum, spielen, rennen und hüpfen. Sie sind häufig guter Dinge und gehen gerne nach draussen.

Je mehr die Kinder aber mit Bildschirmen, gewissen Konsumformen und falscher Ernährung in Kontakt kommen, je träger werden auch sie.

Was für Kinder gilt, gilt in grösserem Ausmass auch für Erwachsene. Ohne dass wir es bemerken, eignen wir uns einen Lebensstil an, der für das Lebewesen Mensch weder gesund noch fördernd ist. Wer sich mit Nahrungsmitteln ernährt, anstatt mit Lebensmitteln, wer passiv seine Freizeit verbringt, indem er konsumiert, anstatt dass er aktiv etwas schaffen würde und kreativ wäre, der sinkt im Leben langsam ab, wie ein Schwebepartikel im Wasser langsam, aber sicher zum Grund sinkt. Mal am Grund angekommen, braucht es viel, um wieder nach oben zu kommen. Die Trägheit und der Müssiggang werden zur Gewohnheit. Wenn man sich noch zu etwas aufraffen kann, dann zu weiterem Konsum. Aber körperliche oder geistige Betätigung wird vermieden.

Es gibt leider grosse Bevölkerungsanteile, die ihr Leben in dieser Trägheit verbringen. Sie glauben, dass das das reale Leben sei. Aber das stimmt nicht! In der westlichen Welt laufen wir ständig grosse Gefahr, uns selbst aufgrund der Beeinflussung und der Möglichkeiten von aussen in die Blase zu begeben und dort, abgeschirmt vom wahren Leben, ein Dasein zu fristen, das uns viel Schönes vorenthält.

Die Blase ist also eine Scheinwelt, die uns real erscheint. Es ist das, was in den Filmen «Matrix» als Matrix bezeichnet wird. Aber wer ständig an den Funktionen der Gesellschaft hängt, der merkt gar nicht mehr, dass das Leben noch viel mehr zu bieten hätte.

So wie ein Sprung ins kalte Wasser bei übermässigem Alkoholkonsum helfen kann, um die Lebensgeister wieder etwas zu erwecken, kann tägliche Bewegung und frische Luft auch wieder etwas erwecken, was über lange Zeit eingeschlafen und verstaubt ist.

Beim Autor war es so, dass er die Blase gar nicht bemerkt hatte. Er hat zwar aus Gesundheitsüberlegungen Zeit draussen verbracht und sich möglichst regelmässig körperlich betätigt. Aber er tat es, weil er glaubte, er müsse es tun. Aus jetziger Perspektive kann er aber sagen, dass dies alles nur hoffnungslose Versuche waren, aus der Blase auszubrechen. Um den Ausbruch wirklich zu schaffen, verbrachte er viel zu wenig Zeit draussen und bewegte er sich zu wenig.

Als er dann mit dem E-Bike anfing zur Arbeit zu fahren, fühlte er, wie gut ihm das tat. Und er fühlte sich immer besser und frischer, ohne zu wissen, woran das genau lag. Und irgendwann wendete sich das Ganze: Der Autor hielt es kaum mehr aus, wenn er NICHT mit dem E-Bike zur Arbeit fuhr. Das ist heute noch so. Wann immer er kann, fährt der Autor E-Bike.

Man könnte natürlich sagen, dass man sich auch anderweitig körperlich betätigen kann, um draussen zu sein und genügend Bewegung zu haben. Da kommt aber noch ein anderer Aspekt dazu, der nötig ist, um die Blase zu durchbrechen. Je nachdem, was wir tun, sind wir durch die Tätigkeit so absorbiert, dass unsere Konzentration alle geistigen Kapazitäten ausschöpft. Wenn wir zum Beispiel joggen oder Tennis spielen, dann liegt unsere Aufmerksamkeit auf dem Weg, den wir rennen, oder auf dem Verhalten des Spielpartners. Würden wir das nicht tun, würde wir straucheln oder haushoch verlieren. Gewisse körperlichen Tätigkeiten verlangen also mehr Konzentration als andere. Konzentrieren wir uns stark, hat dies zur Folge, dass unsere Gedanken nicht in Fluss kommen. Ausserdem können wir auch unsere Umgebung weniger gut wahrnehmen, weil wir absorbiert sind.

Beim Fahren mit dem E-Bike ist das anders. Da wir bei wenig Verkehr kaum auf die Strasse achten müssen, haben wir Zeit und Kapazität zum Wahrnehmen und Beobachten. Und das inspiriert unseren Gedankenfluss.

Der Autor durfte feststellen, dass seine Gedanken immer freier wurden, und dass sich sein Gemüt dadurch immer mehr erfrischte und aufhellte. Die Schönheit der Landschaft und die Natur wurden immer wie wichtiger, während zwischenmenschliche Geschehnisse oder persönliche Probleme den Autor immer weniger gedanklich in Beschlag nahmen. Auch hier hat er lange darüber nachgedacht, warum dies so ist. Die Erklärung versucht er auch im letzten Kapitel zu liefern.

Das frei inspirierte Zusammenspiel aus Gedankenfreiheit, Bewegung und frischer Luft scheint also Ganzheit zu bringen. Es scheint die Blase zu durchbrechen und aufzulösen. Der Autor denkt, dass jeden von uns etwas anderes ausserhalb der Blase erwartet, weil jede und jeder von uns anders wahrnimmt und andere Neigungen mit sich bringt. Es wäre sicher spannend, sich mal mit überzeugten E-Bike to work Fahrern darüber zu unterhalten und auszutauschen.

Ob es die Blase wirklich gibt, weiss der Autor nicht. Dass wir aber von Konzernen, den Medien und der Politik manipuliert werden, da ist er sich sicher. Je weniger man in der Blase lebt, je weniger empfindet man das Verlangen zu konsumieren. Je weniger man konsumiert, je mehr fällt einem auf, wie man jahrelang in die Irre geleitet wurde. Unsere Gedanken folgen Sachverhalten, die wir als normal anschauen, die in sich aber keinen Sinn ergeben. So stellte sich dem Autor etwa die Frage, wenn er von einem neuen PKW überholt wurde, warum Menschen so viel Geld für ein solches Fahrzeug ausgeben. Wie wurden sie so manipulierbar, dass sie einen beachtlichen Teil ihres Lebens nur dafür arbeiten, ein teures Auto fahren zu dürfen? Klar, der Autor kaufte früher auch Neuwagen, weil er sich dann gut fühlte. Aber jetzt spart er sich dieses Geld lieber und arbeitet dafür weniger. So habt er mehr Zeit, um das Leben ausserhalb der Blase zu geniessen. Und dass sich dies lohnt, darf er Tag für Tag immer wieder neu entdecken.

10   Es lebe die Natur!

Es ist die Natur, die den Autor täglich immer wieder inspiriert und beflügelt. Lange Zeit glaubte er, dass es kaum Wildtiere in seiner Wohnregion gäbe. Da hat er sich aber mächtig getäuscht. Es gibt eine Menge Wildtiere, man muss sie nur sehen! Vom Vogel über die Maus, den Fuchs, den Dachs, das Reh, den Hirsch bis hin zu den Nachttieren, die im Scheinwerfer des E-Bikes besonders gut beobachtet werden können, gibt es eine Menge von Lebewesen zu entdecken, die mit uns leben, die wir aber nicht wahrnehmen. Der Autor erinnert sich an einen Tag, an dem er knapp dreissig Wildtiere gezählt hat. Natürlich machte ein Rudel Gämsen und vier sich im Liebesspiel befindende Eichhörnchenpaare den Grossteil dieser Wildtiere aus. Aber dennoch ist das eine beachtliche Menge. Wenn der Autor auf der Arbeit in der Pause erzählt, was für Tiere er gesehen hat, dann schauen ihn die Arbeitskollegen verwundert an, so, als ob er eine Seltenheit erblickt hätte.

In der Natur gibt es aber auch Dinge, die nicht davonrennen, die aber ähnlich schwierig zu sehen und zu finden sind. Es handelt sich um das Veilchen am Wegrand und dergleichen. Viele unscheinbare Blumen und Pflanzen wachsen täglich vor sich hin und werden kaum wahrgenommen. Wenn man mit dem E-Bike eine Bergstrasse hochfährt und die wunderbaren Wildblumenblüten am Wegrand beobachten darf, dort, wo sie noch nicht weggeputzt, verdrängt oder vergiftet worden sind, dann erkennt man viel Schönheit, die einem aufzeigt, wie in der Natur alles zusammenspielt: Die

Blüten ziehen Insekten an, und diese wiederum bestäuben, liefern Futter für Vögel, zirpen und musizieren und springen ihre weiten Sprünge über die Strasse.

Im Himmel gibt es Wolkenspiele und schönste Lichteinfälle zu betrachten. In der Nacht zeigt sich der Sternenhimmel mit Mondschein oder mit Sternschnuppen, die mit dem E-Bike sichtbar sind, die aber im Scheinwerferlicht des PKWs zu wenig hell leuchten würden.

Am schönsten ist aber wohl der Wandel der Natur über die Jahreszeiten hin zu beobachten. Wenn man täglich am gleichen Ort durchfährt, dann sieht man auch täglich, wie sich die Blüten und Blätter am Obstbaum entwickeln. Wie im Frühjahr die Weidenkätzchen aus ihren Knospen wachsen, samtig weiss zu glänzen beginnen und dann in gelber Blütenpracht stehen, bis sie verwelken, runterfallen und im grünen Blättermeer verschwinden. Man kann betrachten, wie das Weiss der Schneeberge gegen das Sommerende zu einem schwarzgrauen Etwas verkommt, wie das saftige, leuchtende Sommergrün der Berge in ein Grünbraun und schliesslich, kurz vor Wintereinbruch in ein Gelbbraun übergeht. Und nach dem ersten Schnee in den Bergen leuchten diese wieder in der Morgensonne, als wären sie frisch mit Puderzucker überschüttet worden.

Natürlich, Natur ist nur für den schön, der siee mag. Es liegt kaum Spannung in dem, was man sieht. Das meiste ist statisch und wenig attraktiv, wenn man es nicht zu schätzen gelernt hat. Aber was ist die Alternative dazu?

Im Auto zu sitzen und sich von Musik, Radiogeplapper oder Nachrichten den ohnehin schon vollen Kopf zudröhnen zu lassen? Zu hören, wo welches Verbrechen wieder wieviele Verletzte gefordert hat? Wo und wie sich Staaten in den Haaren liegen und welche Sportmannschaft gerade gewonnen hat? Und das Tag für Tag immer wieder? Immer das Gleiche, nur einfach an einem anderen Punkt der Erde und zu einem anderen Zeitpunkt? Das ist auf die Dauer auch nicht so spannend. Wer aus der Blase rausgekommen ist, der erkennt diese Wiederholungen. Er fühlt die Niedergeschlagenheit, die mit Unglücken und Verbrechen einhergehen. Und er freut sich darüber, dass die Natur keine solchen Botschaften vermittelt. Die Natur bildet den Lauf der Dinge ab. Und sie erholt und regeneriert sich immer wieder von neuem. Sie gedeiht und inspiriert mit dieser immer wieder neu werdenden Kraft der Schöpfung. Das macht glücklich und stark. Ja, der Autor denkt, wer auf die Natur und ihre verborgene Schönheit setzt, der kommt mindestens so weit, wie derjenige, der die aktuellen Sportresultate und Börsenkurse kennt. Aber so wie Sportresultate und Börsenkurse auch nur für Insider spannend sind, ist auch die Natur nur für die spannend, die einen Baum von einer Löwenzahnblüte zu unterscheiden vermögen. Wer des Öftern mit Menschen und deren Bildung zu tun hat, der stellt mit Schrecken fest, wie wenig Menschen heutzutage über die Natur wissen, und wie wenig sie wahrzunehmen im Stande sind. Das dürfte wohl daran liegen, dass Kinder bereits von klein an in die Blase hineinerzogen werden und kaum mehr ihre Zeit draussen in der Natur verbringen können, wo sie mangels Alternativen Minzenkäfer zu beobachten beginnen und Mama Blumensträusse nachhause bringen.

Ob es nötig ist, dass Menschen die Natur wahrnehmen können? Der Autor glaubt schon. Nur wer erkennt, wie Arten verschwinden, wie Tiere weniger werden und wie Ressourcen zerstört werden, kann helfen, Lebensgrundlagen zu schützen. Wenn die Vertreter an den Klimaabkommen gesehen hätten, welche Tragödien sich täglich in unserer nächsten Nähe in der Natur abspielen, dann würden sie sich vielleicht etwas anders verhalten und nicht nur auf Wirtschaft und Kapital setzten. Aber wer kann es ihnen verübeln, sie leben ja in der Blase…

11   Freizeit auf Umwegen

Immer wieder das Gleiche zu sehen und zu erleben, wird nach und nach langweilig. Dank dem E-Bike hat der Autor aber besonders am Abend nach der Arbeit die Möglichkeit, den Nachhauseweg etwas anders zu gestalten. Wenn er sich nur eine Viertelstunde zusätzlich Zeit nimmt, dann kann er einen ganz anderen Weg wählen, um nachhause zu fahren. Er hat diese kleinen Umwege sehr zu schätzen gelernt. Denn an anderen Orten gibt es andere Dinge zu erleben und zu entdecken. Und da er ja nicht sehr anspruchsvoll ist, stellt ihn ein anderer Weg schnell mal mit seinen Eigenheiten zufrieden. Manchmal verabredet er sich und trinkt dann an einem schönen Ort oder auf einer schönen Terrasse eines Gasthauses ein Feierabendbier mit einem Kollegen. Manchmal fährt der Autor am See oder am Bergbach vorbei und nimmt noch schnell ein erfrischendes Bad im kühlen klaren Wasser. Manchmal geht er noch schnell beim Hofladen des Biobauers vorbei und kauft sich frischen Käse oder sonst eine leckere Spezialität, die man in Läden nicht kaufen kann. Dadurch wird sein Heimweg zu einer Freizeitattraktion und der Umweg zu einer Spazier- und Vergnügungsfahrt.

Manche mögen denken: «Schön, wenn man mit so wenig zufrieden ist...» Mag schon sein. Aber was wiederum ist die Alternative dazu? Immerhin spielt sich das alles auf dem Arbeitsweg ab und nicht in der Freizeit. Wie sonst kann man eine Verpflichtung des Alltags in ein Vergnügen umwandeln?

12 Neue, unbekannte Freunde

Mit den neuen, unbekannten Freunden sind nicht die Tiere auf dem Arbeitsweg gemeint, auch wenn es da immer wieder zu regelmässigen Begegnungen kommt. Vielmehr trifft der Autor regelmässig andere Pendler an, die ihn kreuzen oder die ihm entgegenkommen. Wie bereits erwähnt: Der Autor grüsst alle andere E-Biker. Mit der Folge, dass auch die anderen ihn mit der Zeit grüssen. Und am Gesicht der entgegenkommenden Fahrer an sieht man, dass sie sich freuen, ihn zu sehen. Dem Autor geht es genauso. Zwar kennt er diese Leute nicht wirklich. Aber bereits frühmorgens Fremden zu begegnen, die so freundlich grüssen und ein Lächeln auf dem Gesicht tragen, wenn sie einen sehen, das beschwingt ungemein.

In den letzten vier Jahren hat die Zahl der E-Biker stark zugenommen. Besonders im Frühjahr begegnen dem Autor fast täglich neue Elektrovelofahrer, die sich ebenfalls ein E-Bike angeschafft haben. Und so wächst die Anzahl von Leuten, die den Autor als unbekannten Bekannten grüssen. Den einen E-Biker erkennet der Autor schon von weitem an der neongelben Jacke. Die andere erkennt er an ihrem schön farbigen Helm. Und manche daran, dass sie auch nach Wochen noch immer auf den Boden schauen beim Vorbeifahren und nicht grüssen. Jedem das seine…

An dem einen Ort, wo der Autor in eine Abkürzung durch das Quartier einbiegt und darum verlangsamt, sitzt immer ein alter Mann auf einer Holzbank. Er freut sich, wenn der Autor ihn grüsst und ihm einen schönen Tag wünscht.

Scheinbar läuft für ihn sonst nicht so viel tagein tagaus. Auf einer anderen Bank sitzt fast immer eine Frau mit einer Bierdose in der Hand, aber jeweils nur am morgen früh. Ich grüsse sie und sie grüsst mit rotem Kopf zurück. Mehr kann der Autor wohl nicht für sie tun. Aber irgendwie fühle er, dass er ein bisschen zu ihrem Tag gehört, und dass sie es nicht gewohnt ist, dass man sie grüsst.

Wenn der Autor neben einer grossen Scheune vorbeifährt, dann sieht er häufig den jungen Bauer dort arbeiten. Auch ihn grüsse er. Und dieser junge Bauer ist wohl der, der sich am meisten bemüht, den Autor jedes Mal zu grüssen, sobald er ihn kommen sieht. Der Autor scheint ihm irgendetwas zu bedeuten – das ist schön.

Manchmal halten solche Freundschaften Jahre, manchmal nur einen Sommer und manchmal nur eine Woche. Aber der Autor hätte diese Menschen ohne E-Bike wohl nie getroffen, auch wenn er ja gar nichts über sie weiss, und er nie mit ihnen gesprochen habt. Es sind Fremde, die zu Bekannten werden, ohne dass mal irgendein Austausch stattgefunden hätte. Diese Erfahrung bereichert trotzdem und zeigt auf, dass wir alles Menschen sind, und dass wir uns auch so verhalten und einander so behandeln dürften. So sind wir weniger allein…

13   Auf zur Moderne

Seit der Nachkriegszeit wird in Westeuropa gearbeitet, was das Zeug hält. Kaum irgendwo sonst ist die Produktivität so hoch, werden so viele Stunden die Woche gearbeitet und wird so viel Überzeit geleistet wie bei uns. Die Arbeit bestimmt für Millionen von Menschen das Leben. Der Arbeit wird vieles untergeordnet. Um arbeiten gehen zu können wird vieles getan. Viele Leute haben einen so langen Arbeitsweg, dass sie ein grosses, angenehm zu fahrendes Auto brauchen, um diesen Arbeitsweg täglich zu ertragen. Nebst der Zeit, die sie auf der Arbeit verbringen, sitzen sie dann noch zusätzlich mehrere Stunden täglich im Wagen und fahren. Wenn sie am Morgen das Zuhause verlassen, ist es noch dunkel. Wenn sie abends wieder heimkehren, ist es schon wieder dunkel. Diese Menschen sind kaum mal draussen in der Natur oder wenigstens schon nur an der frischen Luft. Manche von ihnen haben ein Fitness-Abo und trainieren ihren Körper an Kraftmaschinen, damit dieser die Belastungen des langen Sitzens oder Stehens aushält. Aber viele bewegen sich kaum. Und viele müssen nach ein paar Jahren wegen klassischen Zivilisationskrankheiten wie Rückenschmerzen, Knieproblemen, Übergewicht, Herzinfarkt und ähnlichem zum Arzt. Sie kriegen Medikamente gegen Bluthochdruck und Stress verschrieben. Sie lassen sich regelmässig untersuchen und kommen kaum mehr aus dem Gesundheitswesen heraus. Und das Gesundheitswesen selbst sieht sich einer immer grösser werdenden Zahl solcher Fälle gegenüber.

Würden wir den Schritt in die Moderne schaffen und würde die Work-Life-Balance etwas besser aussehen, dann würden die Gesundheitskosten nicht jedes Jahr ansteigen. Wir müssten weniger arbeiten, weil wir tiefere Beiträge und weniger Arztrechnungen bezahlen müssten. Wir hätten mehr Zeit für uns, können draussen sein, uns bewegen und frische Luft atmen. Dadurch würden wir vitaler, gesünder und robuster. Das Leben würde mehr Spass machen, weil die Arbeit und die Gesundheit nicht mehr alles dominieren würden.

Leider geht das nicht. Wir leben in einem Wirtschaftssystem, das ein ständiges Wachstum braucht, weil es sonst zusammenbrechen würde. Wir können und dürfen nicht weniger arbeiten – selbst wenn wir dabei unglücklich und krank werden – weil es das System nicht erträgt. Und weil wir uns so aufopfern müssen, ist ein Elektrovelo ein Segen. Mit ihm können wir wenigstens auf dem Arbeitsweg etwas für unsere Freiheit und unsere Gesundheit tun. Und wenn dies genügend Menschen tun würden, dann würden genügend Menschen die Blase erkennen, sie durchbrechen und sich fragen, warum sie ihre Gesundheit und ihre Lebenszeit für eine Welt in der Blase hergeben. Und vielleicht dann, wenn die Zahl dieser «modernen Pendler» gross genug wäre, würde ein Umdenken stattfinden. Vielleicht würde dann die Erkenntnis einkehren, dass es nicht immer mehr braucht, sondern dass auch gleichviel längstens reicht. Aber bis es so weit ist, sind noch viele E-Bike-Kilometer zu fahren.

14 Lebenshaltungskosten

Jedes Mal, wenn der Autor Ausgaben für das Elektrovelo hatte, fragte er sich, ob sich dieses Gefährt denn überhaupt bezahlt mache. Darum machte er nach drei Jahren mal an einem regnerischen Sonntag eine Aufstellung und analysierte die Kosten. Was dabei rauskam, war im ersten Moment ernüchternd. Nach etwas weiterreichenden Überlegungen war die Erkenntnis dann aber erstaunlich.

Der Autor hat den Anschaffungspreis seines Elektrovelos genommen und ihn zu Amortisationszwecken auf sechs Jahre aufgeteilt. Er rechnete also mit einer Abschreibungszeit oder Lebensdauer seines E-Bikes von sechs Jahren. Für diese sechs Jahre rechnete er mit drei verbrauchten Akkus. Somit rechnete er den Preis eines halben Akkus pro Jahr, um auf die Jahreskosten zu kommen. Dann addierte er die Unterhaltskosten, also Service, Reparaturen und Verbrauchsmaterial. Diese nehmen mit dem Alter des E-Bikes ständig zu, pendeln sich dann aber mit der Zeit ein. Dann rechnete er noch die Energiekosten, also den Strom für die Akkuladung aus. Das war im Vergleich zu den anderen Kosten ein nichts. (Gut gerechnet kommt man auf knapp 20 Cent pro vollständige Akkuladung.) Dann kamen noch Versicherung und Ausrüstung anteilsmässig auf ein Jahr gerechnet dazu und so hatte der Autor die jährlichen Kosten beisammen. Geteilt durch die jährlich gefahrene Anzahl Kilometer kam er auf Kosten pro gefahrenen E-Bike-Kilometer von 15 bis 20 Cent.

Wenn man diese Kilometerkosten den Kosten pro gefahrenen Kilometer im PKW gegenüberstellt, wo man ja in etwa 30 bis 60 Cent rechnet, je nach Wagen und Verbrauch, dann fallen die Ersparnisse ernüchternd aus. Entsprechend war der Autor enttäuscht. Er hätte sich mehr finanzielle Einsparungen erhofft für all seine Mühen, Wind und Wetter zu trotzen.

Da der Autor aber auf den Fahrten zum Arbeitsweg genügend Zeit zum Nachdenken hatte, kam dann doch mit der Zeit und mit genügend Überlegungen eine bestimmte Genugtuung auf. Denn er hörte auf damit, das Geld zusammenzurechnen, das er im Vergleich zum PKW ausgab. Er machte neu einen grösseren Gesamtvergleich. Dazu zog er kostenmässig einen etwas weiteren Kreis, und er beobachtete auch sein Verhalten, wenn er mit dem E-Bike oder mit dem PKW zur Arbeit fuhr. Veranlasst dazu hat ihn die Erkenntnis, dass nach einer gewissen Zeit Pendeln mit dem E-Bike Ende Monat mehr Geld auf dem Konto blieb als früher. Der Schluss, zu dem der Autor kam, war für ihn sehr spannend und aufschlussreich.

Wenn der Autor mit dem E-Bike zur Arbeit fährt, dann spart er die Parkplatzkosten. Er spart im Vergleich zum PKW auch hohe Treibstoffkosten. Der Unterhalt beim E-Bike ist viel günstiger als beim PKW. Schon nur ein Satz neuer Reifen macht einen grossen Unterschied aus. Dann braucht man das E-Bike nicht auf seine Zulassung hin von der Motorfahrzeugkontrolle zu prüfen, was auch regelmässige Kosten spart. Zudem fährt man jeden mit dem E-Bike gefahrenen Kilometer nicht mit dem Auto, was, das hat sich erst mit der Zeit gezeigt, die

Unterhaltskosten für den PKW massiv senken hilft. Die Reifen des PKW halten länger, vor allem die Winterpneus, der Service ist weniger häufig fällig, die Abnutzung und der Abschreiber schlagen etwas weniger drastisch zu Buche.

Während also der direkte Kostenvergleich zwischen E-Bike und PKW eher ernüchternd ausfiel, so machte der Unterschied der wirklichen jährlichen Ausgaben viel mehr aus. Der Autor ist nicht Mathematiker und kann sich Zahlen schlecht vorstellen. Manche Dinge muss man einfach machen, um das Resultat dann zu sehen. Berechnen und Verstehen kann man manche Dinge nicht.

Bei den Kosten des E-Bikes ist es auch so. Man kann nicht alles erklären. Aber man kann feststellen, dass sich die Lebenshaltungskosten und die Lebenshaltungskosten der ganzen Familie massiv senken. Lange hat der Autor darüber nachgedacht, woran das liegen könnte. Eine abschliessende Erklärung hat er nicht gefunden. Aber es gibt klare Indizien:

Wenn der Autor mit dem E-Bike zur Arbeit fährt, dann kauft er auf dem Nachhauseweg oft noch das ein, was an Lebensmittel und anderem Zeugs zuhause im Haushalt gebraucht wird. Da aber nicht unbegrenzt viele Einkäufe hinten auf dem Elektrovelo verladen werden können, beschränke sich der Autor beim Einkaufen auf das Wesentliche. Mit dem PKW hingegen kauft er noch dieses und jenes, profitierte von Preisabschlägen und Aktionen und gibt am Schluss mehr Geld aus, als nötig gewesen wäre.

Das E-Bike hat den Autor also aufgrund kleinerer Transportkapazität zu einem überlegteren Einkäufer gemacht. Es hat sich gezeigt, dass nicht das Geld, das man spart in der Schlussabrechnung viel ausmacht, sondern dass es das Geld ist, das man gar nicht ausgibt.

Weil der Autor ausgeglichen und frisch nach einem Nachhauseweg auf dem E-Bike zuhause ankomme, hat er nicht das Verlangen nach Frust- oder Kompensationshandlungen. Er muss sich nicht mehr mit etwas «belohnen», weil sein Arbeitstag so hart war und er so viele Opfer erbringen musste. Somit konsumiert er weniger und habt auch weniger das Bedürfnis auf Freizeitaktivitäten, die eine Attraktion beinhalten. Alle Attraktionen kosten. Auch hier hat das E-Bike den Autor und seine Bedürfnisse so verändert, dass er in der Freizeit viel weniger Geld ausgibt.

Da der Autor weniger Geld brauchte – er nimmt an, es waren die Folgen und Veränderungen des E-Bikes – reduzierte er sein Arbeitspensum. Dies hatte zur Folge, dass er tiefere Berufsgewinnungskosten, hauptsächlich wegen dem Arbeitsweg hatte, und dass er weniger Steuern bezahlte. Dafür hatte er mehr Zeit. Diese Zeit verbringt der Autor im Garten und ums Haus. So verdient er zwar nichts, gibt aber auch nichts aus. Im Gegenteil: Gemüse kaufen muss die Familie kaum mehr, und Unterhaltskosten für Arbeiten im und ums Haus wurden auch hinfällig, weil der Autor das jetzt selbst besorgt.

Alles in allem hat sich das Leben des Autors also hinsichtlich seines Verhaltens, seiner

Lebenshaltungskosten und seiner Bedürfnisse stark verändert. Er hat nicht im Geringsten das Gefühl, dass ihm etwas fehlt, oder dass er etwas missen müsste. Er fühlt sich glücklich, gesund und frei.

Der Autor hätte nie gedacht, dass eine solche Veränderung in seinem Leben auf so einfache Weise möglich wäre. Sicherlich gehört er nicht zur grossen Masse und ist er mit wenig zufrieden. Aber er ist nicht der Einzige in seinem Umfeld, dcr diesen Wandel bei sich feststellen durfte. Wenn r sich vorstellt, dass das alles nur mit der Anschaffung eines Elektrovelos möglich war, dann staunt er nicht schlecht.

15 Reparieren statt ersetzen

Bereits als der Autor sein Elektrovelo gekauft hatte, geisterten in seinem Kopf Gedanken umher, dass er dieses Fahrzeug schon bald würde eintauschen und ersetzen müssen. Dieses Gefühl kennt er vom PKW. Jedes Mal, wenn er Rechnungen für Reparatur und Service bezahlt hat, dachte er sich: Bei einem Neuwagen hättest du das nicht zahlen müssen!

Diese Denkweise führte dazu, dass der Autor sich immer bei Garagen und Autohäusern für potenzielle Ersatzwagen umsah. Er stellte das fest, weil er täglich mit dem E-Bike neben einem Parkplatz vorbeifährt, wo Gebrauchtwaren abgestellt und mit grossen Preisschildern hinter der Frontschreibe angeschrieben sind. Jedes Mal, wenn der Autor vorbeifuhr, wurde sein Blick magisch von diesen Preisschildern angezogen. Das machte ihn misstrauisch. Er hatte ja einen PKW zuhause, den er kaum mehr brauchte, weil er ja glücklicher E-Biker geworden war. Und dennoch hatten diese ausgestellten Autos eine derartige Anziehungskraft auf ihn.

Nachdem der Autor sehr viel über dieses Phänomen nachgedacht hat, kam er zum Schluss, dass sein Verhalten das Resultat einer jahrelangen Prägung war. In den meisten Familien ist der Personenwagen ein zentrales Element. Reparaturen, Pannen, Neuanschaffungen und Verkauf dieses Gegenstandes wirken mit grosser Nachhaltigkeit auf jedes einzelne Familienmitglied. Das ist völlig normal. Denn nebst dem allfälligen Eigenheim ist nichts für die Familie so teuer, wie der Wagen. Und weil dieser Wagen einen so zentralen Platz in der Familie oder im Leben eines Menschen grundsätzlich einnimmt, macht sich dieser Mensch natürlich Gedanken oder Sorgen, was denn sein wird, wenn dieses Fahrzeug nicht mehr fahren wird. Und aus Angst, der Wagen könnte unerwartet schnell nicht mehr seine Dienste leisten, wechselt man lieber rechtzeitig auf ein neueres, besseres Fahrzeug, um ja nicht auf dem linken Fuss erwischt zu werden.

Dieses Verhalten zeichnet sich in fast allen materiellen Bereichen unserer Wegwerfgesellschaft ab. Lieber etwas funktionierendes rechtzeitig ersetzen, als noch zahlen müssen, wenn es ja ohnehin kaputtgehen wird.

Immer, wenn wir etwas Neues kaufen, verdient jemand Geld. Das ist das Grundprinzip des Handelns. Jemand kauft etwas und verkauft es wieder. Er verdient sein Geld damit, dass er etwas günstiger ankauft, als dass er es anschliessend wieder weiterverkauft. Das hat zur Folge, dass wir jedes Mal, wenn wir einen Gegenstand ersetzen, mehr bezahlen, als dass der Gegenstand eigentlich Wert hätte. Dies ist so, weil wir mit unserem Kauf den Lohn des Händlers mitbezahlen.

Wie gross die Verkaufsmargen bei einem E-Bike sind, weiss der Autor nicht. Aber angenommen, sie lägen bei 20 bis 30 Prozent, dann könnte er ja für diesen Betrag sein Rad schon einige Male reparieren lassen. Service und Unterhalt bräuchte er davon nicht zu bezahlen, denn diese fallen bei jedem Fahrzeug an, egal ob alt oder neu. Wenn der Autor jetzt noch den Wertzerfall bei Fahrzeugen miteinbeziehe, der ja unerklärbar hoch ist – wir reden von mehreren Tausenden bei einem Neuwagen im ersten Jahr, dann kann mit diesem Abschreiber manche Reparatur eines älteren Wagens bezahlt werden.

Natürlich gilt das Gleiche für das E-Bike. Noch wenn der ganze Motor ausgewechselt werden müsste, käme das günstiger, als wenn ein neues E-Bike gekauft würde. Denn für ein altes E-Bike mit kaputtem Motor erhält man keinen Pfennig mehr. Für ein Neues hingegen zahlt man den Neupreis. Das macht eine Differenz von hundert Prozent. Im Vergleich dazu würde das Ersetzen des Motors im Vergleich zur Neuanschaffung nur 30 bis 40 Prozent ausmachen. Und beide Male verfügt man dann über ein Fahrzeug mit fabrikneuem Motor, auf dem die Teilegarantie wirksam ist.

Ja, auf solche Gedanken kam der Autor auf seinen Fahrten auf dem E-Bike. Solche Gedanken haben ihm aufgezeigt, dass er überhaupt nicht nachhaltig unterwegs ist, solange die Blase ihn umgibt.

Mittlerweile macht sich der Autor nicht mehr so viele Gedanken über Geld und materielle Dinge. Denn diese spielen in seinem «neuen» Leben keine so grosse Rolle mehr. Er ist der Beeinflussung von Werbung und konsumorientierten Denkweisen entwachsen. Darum verbringe der Autor jetzt mehr Zeit damit, über den Sinn des Lebens nachzudenken. Und als Resultat davon erkennt er täglich. Er erkennt nämlich, wie gut er es doch eigentlich hat, und wie sinnvoll alles ist.

Da die Partnerin des Autors auch berufstätig ist, hatten beide ein Auto. Weil der Autor aber so begeistert war von seinem E-Bike, hat er seine Frau auch zum Kauf eines E-Bikes gedrängt. Sie hat eine kleinere, neuere und schönere Ausführung seines Modells. Aber sie benutzt den gleichen Akku-Typ. Das ist sehr praktisch. Wir können einander so mit Akkukapazitäten aushelfen. Sei es, dass wir zuhause den frisch geladenen Akku des Partners für eine Fahrt ausleihen dürfen, wenn wir erst gerade nachhause gekommen sind, gleich aber weiter müssen und keine Zeit haben, unseren Akku zu laden. Wir können aber auch auf gemeinsamen Fahrten in der Hälfte der Strecke die Akkus wechseln. Wenn jemand von uns mit weniger Akkuunterstützung fährt, dann kann er so dem Partner mit der dadurch gesparten Energie helfen. Meistens ist es aber so, dass der Akku des Mannes schneller runtergeht, weil dieser schwerer ist. Indem der Mann dann auf den Akku der Frau wechseln darf, erhält er so zusätzliche zehn Kilometer Reichweite.

Aber darum geht es in diesem Kapitel eigentlich nicht. Es geht eher darum, dass die Familie des Autors jetzt zwei PKWs stehen hatte, die nur noch für Einkäufe, Materialtransporte, Ausflüge oder das Verfrachten der Kinder gebraucht wurden. Das war völliger und unnötiger Luxus. Darum wurde entschieden, den einen PKW zu verkaufen. Natürlich schlägt das in Sachen Ausgaben, beziehungsweise Einsparungen, stark zu buche. Aber viel mehr freuten sich die Kinder am zusätzlichen Platz im

Carport, der jetzt für Spielsachen, Tischtennistisch und Unordnung zur Verfügung steht.

Wir haben uns lange überlegt, ob wir die Freiheit des Zweitwagens einfach so preisgeben wollen. Aber die Realität hat uns geholfen. Wenn Tankfüllungen auf einmal monatelang hinreichen, wenn Autobatterien sich mangels Benutzung entladen, wenn es beinahe schon fast zu Standschäden kommt, dann machen zwei Autos einfach keinen Sinn mehr.

Wir müssen uns wieder absprechen, wer wann den Wagen braucht. Aber das schaffen wir. Und mit etwas Flexibilität, einer Flexibilität, die vor noch zwanzig Jahren jede Familie als Selbstverständlichkeit lebte, kommt man mit einem Wagen mehr als nur zurecht. Und wir haben daneben ja noch den Luxus zweier E-Bikes!

17 Es geht!

Als der Autor das E-Bike neu hatte, überlegte er ständig, ob er mit dem Elektrovelo oder mit dem PKW fahren soll. Vor allem dann, wenn es nicht um seinen Arbeitsweg ging. Ständig grübelte er, ob der Akku wohl für eine bestimmte Strecke reichen würde. Er konsultierte die Wetterprognosen, berechnete die Kilometer und überlegte, ob er das Gepäck mit dem E-Bike wohl mitführen könne.

All dieses Kontrollieren und Planen hat sich längst gelegt. Es hat sich nämlich rausgestellt, dass eigentlich alles geht. Man muss nur mal probieren – sich auf den Weg machen!

Meistens kann man den Akku irgendwo laden. Man braucht also nur das Ladegerät mitzunehmen. Manchmal nimmt der Autor den zweiten Akku mit. Manchmal nimmt er sich etwas mehr Zeit und fährt in einer tieferen Unterstützung, was die Reichweite massiv verlängert. Und manchmal nimmt er ganz einfach das Risiko in Kauf, dass er am Schluss halt noch ohne Akku fahren muss. Aber in gut fünf Jahren kam das erst zwei Mal vor. Und beide Male lag es nicht daran, dass der Autor zu weite Strecken gefahren wäre, sondern dass er ganz einfach vergessen hatte, den Akku einzustecken, so dass er mit dem halb runtergebrauchten Akku nachhause fahren musste.

In dieser Hinsicht hat das E-Bike den Autor also viel gelernt: Nämlich, dass man viele Dinge nicht planen, kontrollieren und einschätzen kann. Sehr oft im Leben muss man einfach ausprobieren, einfach HANDELN, einfach mal anfangen und es tun.

Der Autor will hier nicht sagen, man soll unüberlegt losrennen. Nein, man sollte es einfach mal wagen. Sobald man unterwegs ist, kann man die Situation auf einmal viel besser und einfacher einschätzen. So kommt man auf neue Möglichkeiten und Einfälle. Und diese helfen dann, eine Lösung zu finden, auf die man vorher gar nicht gekommen wäre.

Indem wir etwas in Angriff nehmen, etwas realisieren, schaffen wir einerseits eine Verbindlichkeit, die unser Potenzial und unsere Intuition weckt und fliessen lässt. Andrerseits geben wir uns selbst die Möglichkeit, aus uns herauszuwachsen. Und wir stellen fest, in welcher Begrenzung wir täglich leben, nur weil wir glauben, es gehe nicht. Und darum wurde der Spruch, der dem Autor immer wieder als Bild an der Wand oder im Netz begegnet für ihn wahr: *«Alle sagten, das geht nicht. Dann kam einer, der hat das nicht gewusst und hat's einfach gemacht!»*

18 Die Macht der Bequemlichkeit

Es gibt wohl nichts Schlimmeres für einen Menschen, als wenn er bequem wird. Für jemanden, der bequem und somit träge ist, ist alles mit einer so grossen Anstrengung verbunden, dass er lieber nichts tut und sitzen bleibt. Ein solcher Mensch ist völlig fremdbestimmt. Denn er tut nur noch etwas, wenn er muss, weil er sonst bestraft wird, weil er sonst die Kündigung erhalten würde, oder weil er sonst zwischenmenschlich mit unangenehmen Konsequenzen rechnen müsste.

Der Autor denkt, jede und jeder von uns kennt diese Bequemlichkeit, die schnell in Trägheit und Überdruss umschlägt. Eigentlich wüssten wir auch, was man dagegen tun kann: Man muss sich einen Ruck geben und etwas machen, etwas anpacken, handeln und wirksam werden.

Viele Leute machen in dieser Situation dann Sport, oder gehen wenigstens ein wenig nach draussen. Und wenn sie zurückkommen, dann fühlen sie sich besser und die Lustlosigkeit ist weitgehend verschwunden.

Wenn wir mit dem Elektrovelo zur Arbeit fahren, dann tun wir das, weil wir müssen. Wenn wir zu spät kommen oder nicht erscheinen würden, hätte das von Seiten des Arbeitgebers her Konsequenzen. Also überwinden wir unsere Bequemlichkeit und fahren los. Wir fahren los, weil wir fremdgesteuert sind.

Da wir nun aber mit dem E-Bike fahren, passiert während der Fahrt etwas: Wir bewegen uns an der frischen Luft und wir haben Ruhe und Zeit für uns. All das fegt die Bequemlichkeit weg. Und wenn wir am Arbeitsplatz ankommen, sind wir frisch und vital, keineswegs mehr bequem und träge. Auf der Arbeit merkt man uns das an. Wir strahlen eine Frische und eine gewisse Lebensfreude aus. Der Chef nimmt uns als unternehmungsfreudig wahr und traut uns mehr zu, als wenn wir aus Bequemlichkeit nur so in den Gurten hängen würden. Das macht die Arbeit spannender und herausfordernder.

Wenn wir am Abend nachhause fahren, dann kommen wir auch in einem anderen psychischen Zustand zuhause an, als wenn wir im vollgestopften öffentlichen Verkehrsmittel oder im PKW im Abendstossverkehr gefahren wären. Wir können mit dem Lebenspartner oder mit der Familie noch etwas machen. Wir können den Abend noch nutzen, weil wir nicht in Trägheit versinken und uns nur noch dem Bildschirm und dem Essen hinzugeben die Kraft haben.

Es bereichert das Leben, wenn man der Bequemlichkeit entfliehen kann und die Kraft aufbringt, etwas zu unternehmen. Denn so haben wir die Chance, Neues zu entdecken und zu erfahren. Wir haben viel die grössere Chance, neue, spannende Menschen kennen zu lernen. Und wir haben auch den Mut, andere Dinge in unserem Leben anzugehen, die vielleicht nicht so laufen, wie wir gerne hätten.

Aber solange wir bequem und träge sind, lassen wir es lieber sein. Bequemlichkeit und Trägheit entstehen nicht zufällig und treffen uns eines Tages entsprechend unerwartet. Nein, sie hängen stark mit der Blase zusammen. Dann, wenn wir langsam, aber sicher zum Grund abgesunken sind, dann stellt sich Bequemlichkeit ein. Und wenn wir lange genug dort unten verweilt haben, dann wird aus Bequemlichkeit Trägheit. Trägheit ist eine sich im Aussen manifestierende Form von Energiemangel. Es geht aber nicht um Energie, die wir mit Nahrungsaufnahme beschaffen können. Es geht um Lebensenergie. Lebensenergie kommt aus der Natur und aus der geistigen Welt. Wenn wir uns bewegen, frische Luft einatmen, positiv denken und handeln, dann versorgen wir uns mit positiver Lebensenergie, ohne dass wir dies wissen.

Wer mit dem E-Bike zur Arbeit fährt, der versorgt sich automatisch mit positiver Energie. Und das bei einer alltäglichen, verpflichtenden und fremdgesteuerten Tätigkeit. Wer mit dem Elektrovelo pendelt, der kann fast nicht anders, als sich zu verändern – weil es ein absolut sicherer Weg ist, der Bequemlichkeit den Riegel zu schieben.

Wenn der Autor an einem kühlen Morgen mit dem E-Bike den Berg runterfährt, dann tränen ihm von der kalten Luft die Augen. Manchmal, wenn die Temperatur tief genug ist und der Autor zügig genug fährt, bleibt ihm für einen kurzen Moment die Luft weg. Er fühlt, wie sein Körper an manchen Stellen zu frieren beginnt. Die Hände und Finger versteifen sich vom Drücken der Bremshebel. Die Abfahrt, vor allem das Einschätzen und Fahren der Kurven erfordert Konzentration.

Wenn der Autor dann im Tal angekommen ist und eben Weges fahren kann, dann lässt diese körperliche und geistige Anspannung der Abfahrt nach. Er kann sich jetzt bewegen, weil er ja treten muss, um vorwärtszukommen. Man tritt fester in die Pedale, wenn es frisch ist, denn das wärmt auf. Und sehr bald fühle man sich so richtig wohl! Man fliegt über die Nebenstrasse dahin, zieht mit jedem Atemzug frische, kühle Luft ein, und atmet mit jedem Atemzug verbrauchte Luft aus. Es kommt dem Autor jeweils vor, als würde er nicht nur Luft, sondern auch viel anderes Verbrauchtes aus seinem Körper ausatmen. Da er sich körperlich anstrengen muss, ist seine Atemfrequenz höher. Da er aber in einem Anstrengungsbereich Leistung erbringt, der verhältnismässig tief liegt, im Vergleich zum Joggen, sagen wir mal, kann man ruhig und tief atmen. Dies hat dazu geführt, dass sich die Grundkondition des Autors verbessert hat. Wenn er heute joggen geht, wandert, arbeitet oder sich sonst körperlich anstrengt, ermüdet er weniger schnell als früher. Auch erholt er sich schneller. Offensichtlich hat sein Körper eine

Grundkondition aufbauen können. Verwunderlich wäre das ja nicht. Denn wer Muskeln und Lunge jeden Tag fünfundvierzig Minuten lang aktiviert, der tut etwas. Aber es passiert eben von selbst, das ist das Schöne. Den Nutzen davon hat man dann aber ganzzeitig in allen Lebensbereichen: Man fühlt sich frischer und leistungsfähiger.

Darum verbringe der Autor immer mehr Zeit draussen. Vor schlechtem Wetter fürchtet er sich nicht mehr. Und es gibt sehr viele Dinge, die man auch draussen tun kann. Und je mehr der Autor an der frischen Luft ist, je mehr stellt er fest, wie schlecht gelüftet Gebäude meistens sind.

An seinem Arbeitsort ist der Autor wohl derjenige, der am meisten die Fenster öffnet, um zu lüften. Während andere in den Raum kommen und sofort zu arbeiten beginnen, öffnet er zuerst mal alle Fenster und macht ein Stosslüften. Danach ist es erträglicher, sich in diesem Raum aufzuhalten.

Der Autor geht davon aus, dass sich seine Ansprüche in Sachen frischer Luft massiv erhöht haben. Wenn er sich wohlfühlen will, wenn er effizient arbeiten und flexibel und schnell denken will, dann braucht er frische Luft. Und er braucht auch Pausen. Mit der Zeit hat er darum angefangen, die Pausen draussen zu verbringen. Raucher tun dies schon seit geraumer Zeit. Aber der Autor lässt den Rauch weg und mache stattdessen einen kurzen Spaziergang durch den Wald. Der Effekt von frischer Luft vervielfältigt sich dann, wenn wir Bäume um uns herumhaben. Das liegt nicht nur daran, dass die Bäume

Sauerstoff produzieren. Es liegt auch an den Bäumen selbst. Ein gesunder Baum stösst mehr Energie aus, als dass er für sich selbst benötigt. Wenn wir in Ruhe und Dankbarkeit durch den Wald spazieren, dann dürfen wir an dieser zusätzlichen Energie teilhaben. Das braucht niemand zu glauben. Aber man könnte es ja mal selbst ausprobieren. Wer sich nach einem Waldspaziergang nicht wohler fühlt als vorher, der sollte mal über seine Wahrnehmung nachdenken. Womöglich hätte er da noch ein gewisses Entwicklungspotenzial.

Wenn der Autor an der frischen Luft ist, also auf dem E-Bike oder auf dem Waldspaziergang, dann kommen ihm immer schnell gute Ideen oder Lösungsansätze in den Sinn. Wenn er dann zurück an die Arbeit kommt, dann braucht er nur noch loszulegen. Er ist schneller, effizienter und besser im Arbeiten. Aufgaben, wofür er früher lange gebraucht hat, erledigt er in Zwischenzeit im Handumdrehen. Aber in den meisten Fällen nicht, weil er so viel schneller ist. Meistens eher, weil er die ganze Aufgabe völlig anders und neu angeht.

Der Autor denkt an der frischen Luft in Ruhe darüber nach, was er auf der Arbeit eigentlich tut, und warum er es tut. Er versucht herauszufinden, was das Ziel der Arbeit ist. Und da viele Wege nach Rom führen, denkt er auch über andere Lösungswege nach. Dieses Verhalten führt dazu, dass er viele Abläufe optimiert hat. Er hat auch Aufgaben weggelassen, weil er sie als unnötig entlarvt hat. Dafür konnte der Autor neue Vorschläge einbringen und der Arbeit so mehr Sinnstiftung geben. Nur wer denkt, kommt auf neue Ideen und somit Möglichkeiten, wie alte Zöpfe abgeschnitten und der Mensch von monotoner Arbeit, die gar nichts bringt, befreit werden kann.

Es gibt viele Leute, die hart und angestrengt arbeiten. Es gibt aber auch viele Leute, die lange arbeiten. Und es gibt Leute, die auf der Arbeit viel warten, bis die Arbeitszeit um ist. Für alle könnte frische Luft eine Veränderung bringen. Denn frische Luft öffnet neue Möglichkeiten und erweitert die Leistungs- und Denkfähigkeit des Menschen. Und vielleicht müsste dann nicht mehr so hart gearbeitet werden, um das gleiche Ziel zu erreichen. Vielleicht fühlt sich die Arbeit weniger anstrengend an. Vielleicht ist sie schneller getan und es braucht nicht diese vielen Überstunden, die an Lebensenergie und Lebensfreude zehren. Und vielleicht hat man einfach auf einmal wieder Lust zu arbeiten. So vergeht die Zeit viel schneller, als wenn man wartet, bis es Abend wird. Und die Mitarbeiter und die Vorgesetzten werden nicht müde werden vor Freude darüber, dass wir mehr tun und besser gelaunt sind, als wenn wir müde und träge herumhängen und ein bestimmtes Mass an Siff verbreiten.

Es gibt viele Gründe, sich an frischer Luft zu laben. Wenn es so einfach ist, Lebensfreude zu wecken und zu schaffen, könnte man ja mal das Risiko eines Selbstversuches eingehen…

Wir verfügen über einen physischen Körper, damit wir mit ihm physische Aufgaben verrichten können. Natürlich verfügen wir auch über einen mentalen Körper, mit dem wir geistige Aufgaben lösen können. Aber es funktioniert nicht, oder sagen wir, es ist sehr anstrengend, mit dem physischen Körper Denkaufgaben zu lösen. Genauso schwer ist es, mit dem Mentalkörper physische Aufgaben zu bewältigen. Und dennoch sind in uns alle Körper verbunden und eins. Wenn alle Körper energetisch gut versorgt sind und einwandfrei funktionieren, dann sind wir enorm leistungsfähig. Wenn unser Gefühlskörper schlechten Gefühlen ausgesetzt ist, dann lähmt er unsere Gedanken und unsere physische Kraft genauso, wie wenn der Mentalkörper negative Gedanken wälzt, die die Lebensfreude dahinschmelzen lassen und alle Kraft für physische Leistung oder zwischenmenschliche Gefühle auffressen.

Das regelmässige Fahren mit dem E-Bike beeinflusst den einen unserer Körper positiv, mit dem wir unser Leben selbst steuern und in die Hand nehmen können, nämlich den Mentalkörper. Der Mensch hat die Gabe zu denken. Denken findet im Mentalkörper statt. Positive Gedanken stimulieren ein Energiezentrum, das wir als Willen kennen. Sobald unser Wille stark genug ist, sobald wir in diesem Bereich also über genügend Energie verfügen, können wir auf dieser Welt sehr viel bewirken und erreichen. Aber es ist eben gar nicht so einfach, Willenskraft zu entwickeln.

Es gibt viele Menschen, die sind gerne handwerklich tätig, weil sie so am Abend sehen, was sie erschaffen haben. Die Arbeit im Physischen hilft hier, Willenskraft zu schaffen, um tätig zu sein. Das physische Resultat wird zur Motivation. Und gleichzeitig macht das physische Arbeiten, dass unser Körper gebraucht wird. Das Sprichwort sagt: *«Durch einen gesunden Körper zu einem gesunden Geist.»* Oder: *«Ein gesunder Geist in einem gesunden Körper.»* In unserer Gesellschaft nehmen aber Maschinen den Menschen immer mehr physische Arbeit ab. Es gibt einen grossen Teil an intellektuell tätigen Menschen, die sich physisch nur noch unregelmässig betätigen. Somit kann ihr physischer Körper den Mentalkörper nicht mehr unterstützen. Die Folge davon ist, dass es zu einer Disharmonie im Menschen selbst kommt. Die Abläufe kommen ins Stocken, weil die verschiedenen Körper einander nicht mehr die Energie zukommen lassen, die sie bräuchten, um reibungslos zu funktionieren. Die Folge davon ist, dass wir in unserer Gesellschaft immer mehr Zivilisationskrankheiten erleben. Insbesondere im psychischen Bereich nehmen die Fälle zu. Ein Geist kann nicht gesund denken und leben, wenn er die Verbindung zum physischen Körper verloren hat. Und wenn der Körper sich zu wenig bewegt, dann können negative energetische Abfälle aus dem Gefühls- und dem Mentalkörper nicht mehr hinausgearbeitet werden. Sie bleiben liegen und hemmen den Energiefluss. Das führt zum Absinken innerhalb der Blase. Und wer nur noch negativen Einflüssen ausgesetzt ist, der wird krank. Aber Krankheit ist eigentlich nur das Resultat von Energiemangel und oder angehäufter, nicht hinausgearbeiteter verbrauchter Energie.

In China und anderen fernöstlichen Ländern werden die Menschen alt, auch wenn sie nicht über eine so hochstehende medizinische Versorgung verfügen, wie wir. Auch Achtzigjährige können noch im Sitzen essen, am Boden sitzend, versteht sich. Frühmorgens in den Pärken sind ganze Gruppen von Menschen zu beobachten, die eine Art Morgengymnastik machen. Das Fahrrad wird noch oft gebraucht und die Nahrung ist weniger als bei uns, dafür aber meistens ballaststoffreicher und mit einem höheren Anteil an Gemüse und Früchten.

Es liegt nahe, dass für diese Menschen ein Zusammenhang zwischen Wohlbefinden, Gesundheit, Alltagsgewohnheiten und diesen Leibesübungen an der frischen Luft besteht.

Es wäre sicherlich schön, Zeit dafür zu haben, täglich Körperübungen zu machen, vielleicht sogar Yoga zu betreiben oder womöglich zu meditieren. Aber wer hat schon Zeit dafür? Oder müsste man eher fragen, wer hat schon Lust dazu? Für uns gibt es viele Tätigkeiten, die uns mehr in ihren Bann ziehen. Wenn wir dann schon mal nichts mehr tun müssen, dann wollen wir nicht noch anstrengende Übungen machen oder uns einer Meditation hingeben.

Darum ist ja der Arbeitsweg so kostbar. Dieser ist fest gegeben. Wenn wir ihn zur täglichen körperlichen Ertüchtigung und zum Nachdenken nutzen, was ja auch eine bestimmte Art der Meditation sein kann, dann tun wir etwas für unsere physische und psychische Gesundheit.

Wir tun es täglich, und wir überbeanspruchen damit unsere Körper nicht. Wir passen trotzdem in die Gesetzmässigkeiten der westlichen Industriegesellschaft und bringen alles unter einen Hut.

Glauben Sie dem Autor: Die Gesundheit fängt mit täglicher Bewegung an. Und Lebensfreude ist eng damit verbunden. Wer dank dem Arbeitsweg zu seiner täglichen Ration Bewegung, frischer Luft und Ruhe kommt, der kann alt werden. Und wenn nicht, so kann er zumindest solange er lebt vielen Beschwerden vorbeugen, die ihn ab einem bestimmten Alter einholen werden. Unsere Muskeln, unsere Lunge und unser Hirn sind da, damit wir sie brauchen. Wenn wir stattdessen alle Tätigkeiten an Maschinen, Computer und andere Menschen delegieren, dann verkümmern wir. Wenn wir verkümmern, dann verabschiedet sich auch das Leben von und in uns. Denn Leben ist fliessende Energie, ist Vitalität, ist Gedeihen und Vorwärtskommen.

21 Die schleichende Veränderung

Manchmal sieht man in Werbungen vorher und nachher Bildvergleiche. Vielleicht sollte man direkt nach dem Kauf eines E-Bikes ein Foto von sich machen, um dann drei Jahre später mit einem Nachher-Foto vergleichen zu können.

Zumindest beim Autor würde man schon die eine oder andere Veränderung feststellen. Gewisse Polster sind verschwunden oder zumindest zurückgegangen. Die Körperproportionen haben sich leicht verändert. Die Muskeln fühlen sich allgemein etwas straffer an, insbesondere in den Beinen. Arme und Gesicht sind vom vielen draussen Sein brauner und dem Autor kommt es vor, als wirkte seine gesamte Ausstrahlung frischer und dynamischer.

Der Autor denkt nicht, dass dies alles nur wegen dem physischen Aspekt des E-Bike-Fahrens ist. Denn vieles hat sich verändert. Das meiste davon, ohne dass er gross etwas bemerkt hätte. Aber er stellt fest, dass ihm vieles viel einfacher von der Hand geht. Dass er bedeutend weniger schnell die Ruhe verliert oder emotional reagieren würde. Stress kennt der Autor kaum mehr, denn die Dinge kommen so, wie sie kommen. Das hat ihn die Natur gelehrt.

Was der Autor erstaunlich findet, ist, dass er von dieser Veränderung kaum etwas wahrgenommen hat. Er lebte ja jeden Tag so, wie vorher auch. Die Veränderung, falls es eine gab, kam schleichend. Jeden Tag ein kleines bisschen. Während er früher glaubte, gewisse Dinge müssten immer sofort erledigt sein, so kann er heute in aller Ruhe zuwarten. Denn es gibt für alles einen Moment, der passt. Und wenn man diesen Moment abwartet, dann erledigt sich die Aufgabe mit viel weniger Mühe und Aufwand – man könnte fast sagen, sie erledige sich von selbst.

Es gab auch beim Autor Aufträge und Aufgaben, die er unter Zeitdruck hat erledigen müssen. Komischerweise hat er mittlerweile kaum mehr solche Aufträge. Der Autor hat sich aus vielen Bereichen zurückgezogen, wo ihm solche terminierten Aufträge daraus erwachsen sind. Warum er sich aus solchen Bereichen zurückgezogen hat? Weil er gemerkt hat, dass es Bereiche aus der Blase sind. Was soll man sich bemühen, etwas aufrecht zu erhalten, das ohnehin dem Untergang geweiht ist. Etwa das krampfhafte am Leben Erhalten eines Vereins? Was soll man in Gremien Einsitz nehmen, die nur aus taktischen Gründen einberufen und mit Aufgaben betraut werden, deren Arbeiten und Lösungsvorschläge kaum jemals in Betracht bezogen und realisiert werden? Gremien, die es nur gibt, damit die Geschäftsleitung sagen kann, man hätte den Mitarbeitern Mitspracherecht gewährt…

Wie der Autor diese Wirkungslosigkeit festgestellt hat? Einerseits durch das viele Nachdenken, nicht zuletzt auf dem Arbeitsweg. Man kann auf dem Rad ja nichts anderes tun als denken, beobachten und strampeln. Also denkt der Autor über die Dinge nach, weil er ja nicht Notizen machen und Fakten nachschlagen kann während der

Fahrt. Dies ist eine sehr freie und inspirierende Art zu denken.

Der Autor hat sich aber auch auf eine ihm unerklärbare Weise innerlich verändert. Sein Blick fürs Wesentliche ist anders geworden. Seine Gewichtung der Prioritäten fällt völlig anders aus. Und wenn man ihn nach dem Sinn des Lebens fragen würde, so könnte er heute ziemlich genau beschreiben, in welche Richtung es für ihn gehen könnte, während er früher völlig oberflächlichen Dingen nachjagte, die sich nach kurzer Zeit in Luft auflösten.

Natürlich weiss der Autor nicht, ob bei allen Menschen diese Veränderung einkehren kann. Aber er ist sich ziemlich sicher, dass sich die persönliche Wahrnehmung eines jeden verändert, wenn er täglich mit dem E-Bike zur Arbeit fährt. Denn wenn wir schon nur die Fahrstrecke betrachten, so wirkt diese auf uns Menschen ganz anders, wenn wir sie mit dreissig Kilometern die Stunde erleben, oder wenn wir sie mit achtzig bis Hundertzwanzig Stundenkilometern zurücklegen. Unser Geist ist bei langsamerem Tempo in der Lage, Details jeden Kilometers zu erfassen. Hingegen mit dem Auto können wir uns in der Regel an nichts auf der Fahrt erinnern, wenn uns nicht gerade ein Wildtier erschreckt hat, uns jemand gehupt hat oder ein Fussgänger vor uns über die Strasse gerannt ist.

So wie wir eine Strecke völlig anders erleben, je nachdem, wie schnell und mit welchem Transportmittel wir sie zurücklegen, so nehmen wir mit der Zeit auch andere Bereiche des Alltags anders wahr. Zum Beispiel das

Essen ist nicht dasselbe, wenn man sich vorher körperlich betätigt hat. Und wenn man sich täglich fast eine Stunde körperlich betätigt, dann werden die Bedürfnisse und die Lust dem Essen gegenüber verändert. Das merkt man aber nicht sofort, wenn überhaupt.

Der Autor kann also nicht genau sagen, welche schleichenden Veränderungen in ihm vorgegangen sind, und welche noch unbemerkt in ihm am Laufen sind. Aber eins ist bis jetzt klar: Es ist keine dabei, die er als negativ empfindet. Und wenn er so in den Alltag eines durchschnittlichen Menschen blickt, so ist Veränderung sicherlich etwas Erfreuliches; vor allem, wenn es mehrheitlich positive Veränderungen sind.

22   I'm still alive!

Manchmal muss man etwas Verrücktes tun, um zu merken, dass man noch lebt. Was es ist, dieses Verrückte, kommt ganz auf die drauf an, die dadurch reanimiert werden möchten. In unserer Region wird Touristen vieles angeboten, was sie für einen kurzen Moment erkennen lässt, dass sie noch leben. Vom Fallschirmsprung, über Canyoning, River Rafting, Gleitschirmfliegen bis hin zu Touren auf Viertausender ist die Palette gross.

Der Autor ist mit wenig zufrieden. Ihm reicht es völlig, wenn ihm der Regen ab und zu ins Gesicht peitscht, oder wenn er einem wunderschönen Abendrot entgegenfahren kann. Warum er mit so wenig zufrieden ist? Weil ihn diese Dinge unerwartet und ungeplant ereilen. Er braucht nichts zu reservieren, wenn er den Fuchs beim Spielen mit seinen Jungen beobachten kann. Wirkliche Inspiration kommt von selbst, man kann sie nicht planen. Und so ist der Autor weder von einer Organisation noch von einem Objekt oder einer Ausrüstung abhängig, um zu erkennen, dass er noch lebt. Was ihn entzückt, sind kleine Dinge. Und diese erlebt er fast täglich. Wer sich nur an grossen Dingen freuen kann, muss manchmal lange warten und viel dafür geben. Wenn der Autor all seine kleinen Freuden zusammenzähle, dann wiegen sie einen teuren, wenige Minuten dauernden grossen Event allemal auf. Natürlich ist der Autor auf social Media nicht derjenige, der die meisten Likes erhält. Aber social Media gehört zur Blase. Darum brauche der Autor seine Naturbilder nicht zu posten.

Es gibt aber Menschen, die schauen die Naturbilder des Autors gerne an. Sie scheinen Freude daran zu haben, die Natur und die Umwelt durch die Linse seiner Handykamera zu betrachten. Und häufig bekommt der Autor dann etwas später auch Bilder gezeigt, oder wird ihm erzählt, dass man einen Fuchs gesehen hätte, oder dass die Aussicht heute wieder wunderbar gewesen sei.

Wenn der Autor jemandem erzählen würde, dass er Helikopter-Skiing gemacht hätte, dann könnte er mit der Reaktion seines Gegenübers nur wenig anfangen. Denn die meisten Menschen machen sich wenig aus solchen Freizeitaktivitäten. Nur die wenigsten würden begeistert reagieren. Die meisten würden aus Höflichkeit kurz Interesse zeigen, das Thema dann aber weiterlenken. Manche würden eifersüchtig oder kämen in Zugzwang, weil sie das Gefühl hätten, sie könnten das nicht, oder sie meinten, sie müssten das auch tun, um mitreden zu können. Manche würden dem Autor hoffentlich sagen, dass seine Freizeitaktivität der Natur und Umwelt, insbesondere den Wildtieren bedeutend schade.

Und so hätte der Autor also etwas getan, das bei anderen wenig Positives auslöst. Nur oberflächlich würden sie so tun als ob, weil man ja in unserer Gesellschaft lieb und tolerant ist und sich immer interessiert zeigt. Man soll andern wertschätzend zuhören, ganz egal, ob sich diese an der goldenen Regel orientieren oder nicht. Aber wenn der Autor von solchen selbstbestätigenden Events wie dem Heli-Skiing berichtet, ist er sich ziemlich sicher, dass ihn mehr negative als positive Gedanken und Gefühle anderer Menschen ereilen würden. Er denkt, dass dies nicht nur bei ihm so wäre. Aber viele Menschen sind nicht in der Lage, negative Gedanken und Gefühle durch Wahrnehmung zu erkennen, weil ihre Wahrnehmung getrübt ist durch die Blase. Und so tun viele Menschen recht verrückte Dinge, ohne zu merken, dass sie sich damit eigentlich gar nichts Gutes tun.

Wenn der Autor von Dingen erzählt, die er mit dem E-Bike erlebt hat, dann wird kaum jemand eifersüchtig oder denkt, der Autor sei ein harter Brocken. E-Bike-Erlebnisse sind unspektakulär. Vielleicht passen sie gerade deshalb überall hinein, sofern man sie überhaupt preisgeben will. Aber E-Bike-Fahren macht passend. Man kann sich so recht unauffällig in der Gesellschaft halten, ohne auf- oder abzufallen.

Aber darum geht es nicht. Es geht darum, dass man jeden Tag merkt, dass man noch lebt. Und weil die stetige, unwahrnehmbare Veränderung die Beobachtung und Wahrnehmung positiv beeinflusst hat, braucht der Autor heute nicht mehr so krasse Erlebnisse, die ihn daran erinnern, dass er ein lebender Mensch ist, der das Recht hat, sich jeden Tag freuen zu dürfen. Ihm reicht es völlig, die Dinge erkennen zu dürfen, die ihm die Blase vorher verdeckt oder verheimlicht hat. Wenn der Autor den Regen riecht, der vom heissen Asphalt aufdampft, wenn er die wärmende Morgensonne im Gesicht fühle, wenn er das Glänzen der Millionen von Tautropfen auf der Wiese erblickt, dann spürt er in Form einer grossen Rührung fest in sich, dass nicht nur er lebt, sondern dass auch die Welt um ihn herum lebt und pulsiert. Und wahrscheinlich ist es das, was uns Menschen innerlich am glücklichsten macht:

Zu erkennen, dass wir lebendig sind in einer lebendigen Welt.

23 Veränderung beginnt vor der Haustüre

«Ein kleiner Schritt für mich, ein grosser Schritt für die Menschheit.» Ob dieses Zitat auch für E-Bike-Fahrer zutrifft?

Wer mit einem PKW unterwegs ist, der fährt zusammen mit seinem eigenen Körpergewicht auch noch mit über einer Tonne Stahl, Blech, Plastik und vielem mehr umher. Die Kraft für diese Bewegung liefert meist ein Verbrennungsmotor. Wer mal versucht hat, mit körperlicher Leistung nur ansatzweise so viele Kilowatt zu erzeugen, wie ein einfacher, kleiner Motor, der erkennt, wie viel kostbare Energie in einem Tropfen Benzin steckt. Unsere heutigen Verbrennungsmotoren sind aber alles andere als effizient. Nur ein Teil der Energie kann in Kraft und Bewegung umgesetzt werden. Ein grosser Teil geht in Form von Abwärme, Reibungsverlust und Leerlauf verloren. Und wenn wir nach dem Beschleunigen unseres Fahrzeugs fast zwei Tonnen Masse, oder je nach Auto sogar noch mehr, in Bewegung gesetzt haben, dann bremsen wir womöglich hundert Meter später das Ganze wieder vor der nächsten Ampel auf null runter. Und so wird aus der kostbaren Beschleunigungsenergie Abwärme auf unseren Bremsbelägen.

Man könnte noch lange schildern. Aber man kann es auch kurz sagen: Wer mit dem Auto unterwegs ist, der vergeudet eine Unmenge an nicht erneuerbarer Energie, weil er nebst seinem Körpergewicht viel zu viel Ballast mit sich herumfährt.

Nehmen wir mal an, ein Wagen wiegt eineinhalb Tonnen, was ja heutzutage eher ein kleiner Wagen ist. Wenn jetzt eine Person mit achtzig Kilogramm Körpergewicht drinsitzt, dann ist das Fahrzeug fast neunzehn Mal schwerer als der Insasse selbst! Bei einem E-Bike ist das völlig anders. Angenommen, das E-Bike wiegt zwanzig Kilogramm. Dann macht es bei gleichem Körpergewicht des Lenkers einen Fünftel des Gesamtgewichtes aus. Dieses Verhältnis ist im Vergleich zu einem PKW frappant!

Wenn der Autor mit seinem Elektrovelo zur Arbeit fährt und wieder zurück, dann hat er für diese vierundzwanzig Kilometer in etwa eine halbe Kilowattstunde Strom verbraucht. Mit einem PKW käme er da nicht einmal einen Kilometer weit. Der Autor verbraucht also mit dem E-Bike in etwa fünfundzwanzig Mal weniger Energie, als dass er mit dem PKW verbrauchen würde. Und da ist die graue Energie, also der indirekte Verbrauch für Fahrzeugherstellung, Transport und Herstellung des Treibstoffs und alle anderen Ressourcen noch nicht mit dabei. Wenn man dann noch die Verkehrsinfrastruktur betrachte und erkennen muss, wie viel teurer der Bau und der Unterhalt von Strassen im Vergleich zu Fahrradwegen ist, dann könnte man ins Grübeln kommen.

Langer Rede kurzer Sinn. Wenn schon nur jeder vierte Pendler bei schönem Wetter mit dem E-Bike zur Arbeit fahren würde, dann könnte eine riesige Menge Energie

eingespart werden. Die Kosteneinsparungen für die
Allgemeinheit in Bezug auf Strasseninfrastruktur und
Gesundheitswesen wären gross. Und die Lärm- und
Luftbelastung könnten positiv beeinflusst werden, was für
Mensch und Tier die Lebensqualität erhöhen würde.

Ja, der Autor kennt all die Gegenargumente. Dass bei
Schlechtwetter dann trotzdem alle wieder mit dem Auto
fahren. Dass es bei Sachtransporten einfach ein Auto
brauche. Dass man vielen Menschen das E-Bike nicht
zumuten könne. Und, und, und…

Wer so argumentiert, der gibt einfach zu erkennen, dass
er gar nicht will. Er ist entweder zu faul, zu träge oder zu
ängstlich. Der Autor hat früher auch so gedacht. Aber er
hat selbst erlebt, dass es geht.

Der Autor wartet darum nicht mehr darauf, dass die
Regierung oder irgendeine Partei die Probleme unseres
Landes löst. Für ihn ist klargeworden: Veränderung vor
der eigenen Haustüre! Indem der Autor sich für das E-
Bike, anstatt für den PKW entscheidet, verändert er die
Welt – andere tun es auch! Und der Autor ist sich ziemlich
sicher, dass es sich um eine positive Veränderung handelt.

Wer mit dem Elektrovelo zur Arbeit fährt, der bedient sich einfach eines anderen Fahrzeuges. Aber sonst geht er genau gleich arbeiten wie viele tausend andere auch. Tag für Tag. Manchen dieser Menschen macht ihre Arbeit sehr viel Spass und sie finden Erfüllung in dem, was sie täglich tun. Andere gehen einfach jeden Tag arbeiten, weil man das so macht. Sie haben sich nie weiter Gedanken darüber gemacht. Wiederum andere, und das sind sehr viele, gehen arbeiten, um so ihren Lebensunterhalt zu verdienen. Und noch eine andere Gruppe geht arbeiten, weil sie es sonst zuhause nicht aushalten würden, weil ihnen langweilig wäre, oder weil sie sonst nichts mit ihrer Zeit anzufangen wüssten.

Wie gross mag der Anteil derer sein, die gerne arbeiten gehen? Und wie lange sind die Mitglieder dieser Gruppe so freudig am Arbeiten? Bei manchen Menschen lässt die Lust am Arbeiten mit der Zeit nach. Dann, wenn sie erkennen, dass das Geld, das sie verdienen, nicht in dem Ausmass glücklich macht, wie sie geglaubt haben. Und dass das Lob und der Ruhm, die sie von ihren Vorgesetzten erhalten, nichts anderes sind als Motivationsversuche, mehr aus den Mitarbeitern herauszuholen, um dadurch die Geschäftszahlen positiv zu beeinflussen. Und alle diejenigen, die ohnehin schon nur wegen dem Lebensunterhalt arbeiten gehen, arbeiten auch nur aus materiellen Gründen. Gehen wir also zu hunderttausenden arbeiten, nur damit wir unsere materiellen existenziellen Bedürfnisse befriedigen können? Was ist mit der Lebensfreude, die in uns allen innewohnen würde und dürfte?

Viele von uns können ihr Schicksal nicht ändern. Nur wenige werden reich geboren und können ihr Leben so gestalten, wie sie Lust und Spass dazu haben. Und auch unter diesen Menschen gibt es nicht wenige, die unglücklich sind. Etwas täglich zu tun, um überleben zu können, ist dem Mensch eigen. Früher kümmerte sich der Mensch um seine tägliche Nahrung. Heute, in unserer spezialisierten Gesellschaft, tut jeder nur noch einen kleinen Teil, der dann am Schluss zu einem Ganzen beiträgt, so dass die ganze Gesellschaft funktioniert und alle technischen Möglichkeiten, alle Bedürfnisse und alle Voraussetzungen genutzt und geschaffen werden können, die unser tägliches Leben bestimmen. Die meisten von uns sind zu einem Zahnrad in einer riesigen Maschine geworden. Und damit sie nicht merken, dass sie eigentlich während ihrer Arbeitszeit nur ein Zahnrad sind, das nach klaren Vorgaben zu drehen hat, wird um uns herum die Blase aufgebaut. Diese Blase verhindert die Erkenntnis, dass wir immer mehr fremdgesteuert werden. Und sie hindert uns daran, unser Leben so zu leben, wie wir es für richtig halten. Es sind die Normen und Gewohnheiten, die die Blase zäh, klebrig und fest machen, so dass wir sie weder durchbrechen noch abstreifen können.

Wer aus der Norm ausbricht, indem er sich atypisch verhält, der kann den Eingang zum Weg in die Freiheit finden. Das Elektrovelo kann dabei zum Eingang werden, der auf diesen Weg führt.

Für alle von uns ist viel mehr vorgesehen, als wir zu glauben wagen. Wir werden nicht geboren, um dann in einem Schulsystem so konditioniert zu werden, dass wir möglichst gut in ein Gesellschafts- und Wirtschaftssystem passen, um dort zu funktionieren und wenig anzuecken. Und wenn wir den Blüteteil unseres Lebens mit Lernen und Arbeiten durchgebracht haben, dann kriegen wir noch das Gnadenbrot. Dann, wenn uns die Begeisterungsfähigkeit, die Lebensfreude und die Inspiration abhandengekommen sind, dürfen wir noch ein bisschen frei sein. Aber nur wenige im Ruhestand bringen dann die Kraft noch auf, aus einer Blase auszubrechen, von der sie ein Leben lang umgeben waren. Und so bleibt der Ausbruch in die Freiheit eine Illusion. Und weil es niemand geschafft hat, glaubt mit der Zeit auch niemand mehr daran. Das glücklich Sein im Leben ist zu einem Mythos geworden, an den nur noch Kinder und Jugendliche zu glauben pflegen. Ist das der Lebenssinn, der uns in unserer westlichen Gesellschaft geboten wird? Ist das alles, was uns unser kostbares Leben zu bieten hat?

Wir können das System nicht einfach so umkrempeln. Wir können keine fundamentale Veränderung herbeiführen. Aber wir können uns im System selbst so verhalten und bewegen, dass wir auch etwas Selbstbestimmung und etwas Denkfreiheit bewahren können. Wir dürfen uns an Dingen freuen, die einfach da sind, ohne dass wir dafür etwas leisten oder zahlen müssen. Wir dürfen erkennen, dass wir eigentlich gar nicht viel brauchen, um glücklich zu sein.

Indem wir unseren Ursprung entdecken - und der Ursprung allen Lebens ist und bleibt die Natur - indem wir erkennen, dass wir als Menschheit gemeinsam unterwegs sind, und dass wir aufeinander Rücksicht nehmen können und dürfen, schaffen wir wichtige Grundlagen zum Glücklichsein. Wenn der Autor mit dem E-Bike zur Arbeit fährt, dann ist ihm viel mehr Interaktion mit seiner Umwelt möglich. Er nimmt die Natur und die Menschen, die ihm begegnen, intensiver wahr. Und jede Interaktion schafft eine positive Verbindung. Je mehr sich der Autor so mit Lebendigem um ihn herum vernetzt, je mehr ist er eingebunden ins Leben. Sein Arbeitsweg wird zu dem Teil in seinem Leben, der ihn immer wieder neu verbindet und eingebunden hält in etwas Uraltem, Ewigem, Überdauerndem. Wenn es uns gelingt, mehr Lebendigkeit in unseren Alltag zu bringen, dann leben wir mehr und arbeiten wir weniger. Das mag nur gefühlt so sein. Aber es sind am Schluss immer die schönen, guten Gefühle, die glücklich machen. Keine Tatsache, keine Erkenntnis und kein Wissen machen uns glücklich. Es sind unsere Gefühle, die durch gute Gedanken ausgelöst und geschaffen werden, die uns das Leben versüssen und uns entzücken. Für den Autor ist der Arbeitsweg auf dem E-Bike zu einem Garanten für gute Gefühle geworden. So banal dies sein mag, es trägt zu seinem Glücksempfinden bei und ebnet den Weg für weit mehr. Der Autor arbeitet nicht mehr, um zu leben. Er lebt und arbeite als Teil seines Lebens. Dass er das zu erkennen vermag, verdankt er der Selbstwirksamkeit, die er mit Hilfe des Elektrovelos in sich entdecken durfte. Mehr erwartet er nicht, denn das Mehr kommt ab einem bestimmten Punkt von selbst in unser Leben…

Vielen Leuten wird dieses Kapitel wohl nichts sagen. Sie werden seinen Inhalt als unglaubwürdig und unrealistisch abtun. Man glaubt in unserer Gesellschaft nicht an Dinge, die man nicht sehen oder anfassen kann, oder die nicht von wissenschaftlicher Seite her bestätigt werden. Darum kommt dieses Kapitel am Schluss des Buches. Niemand braucht dieses Buch überhaupt zu lesen, weil jeder Mensch frei entscheiden darf, was er lesen will. Zumindest bei uns ist das glücklicherweise so. Und schon gar niemand braucht dieses Kapitel hier zu lesen. Dieses Kapitel stellt nur einen Erklärungsversuch der anderen Art dar. Es versucht zu ergründen, warum Bewegung und frische Luft eine Wirkung haben könnten. Aber der Autor hat die Erfahrung gemacht, dass die meisten Menschen kein Interesse daran haben, sich in andere Denkweisen hineinzugeben, um dadurch einen Sachverhalt womöglich verstehen zu können. Darum dankt er schon hier all denjenigen, die mit esoterischem Zeugs, mit Lebensenergie-Gesülze und solchen verkannten Lifestyle-Erfindungen nichts anfangen können. Danke, dass Sie dieses Buch gelesen und Interesse für ein Thema gezeigt haben, das Veränderungen bewirken und herbeiführen kann. Der Autor wünscht Ihnen auf Ihrem Weg alles Gute! Ganz besonders all denen, die Ihren Weg neu mit dem E-Bike zurücklegen.

Den noch verbleibenden Leserinnen und Lesern eröffnet der Autor jetzt kurz und bündig, warum das tägliche Fahren mit dem E-Bike den Menschen in all seinen Eigenheiten so stark zu verändern vermag. Dabei geht er zügig vor, ohne Bezüge zu machen und weitreichende Erklärungen anzufügen. Wer mehr über die Hintergründe des nachstehenden Wissens erfahren will, findet in der Literatur des Verlags www.denkmalnach.ch gute Ausführungen dazu. Aber hier wie gesagt nur der Abriss:

Jeder Mensch hat eine Seele. Die Seele macht einen Menschen aus, nicht sein physischer Körper. Der Mensch ist also Seele. Die Seele ist Teil des menschlichen Körpers und ist mit ihm verbunden. Aber unser wirkliches, tiefstes Selbst ist darum nicht in unserem Körper drin. Wir nehmen es nur so wahr, weil wir unseren Körper zum Wahrnehmen nutzen.

Unser Körper selbst hat einen physischen Anteil. Es handelt sich dabei um die sterbliche Hülle, die nach dem Tod verbrannt oder begraben wird. Die Seele stirbt nicht. Und auch die verschiedenen Energiekörper, die den menschlichen Körper ergänzen und ihn funktionsfähig machen, sterben nicht sofort. Nach dem Tod, dann wenn der physische Körper zur Hülle wird, stirbt dann auch der ätherische Körper innert wenigen Tagen und löst sich auf. Es handelt sich um das energetische Doppel des physischen Körpers. Der ätherische Körper stellt die Energie zur Verfügung, die unsere physische Hülle belebt. Der ätherische Körper ist der Körper, der vom E-Bike-Fahren in extremer Form profitiert! Der ätherische Körper stellt nämlich allen anderen Körpern den Löwenanteil an Energie zur Verfügung, die sie zum Funktionieren brauchen.

Versuchen wir das kurz zu erklären: Wir nehmen zwar biochemische Energie über das Essen in unseren Körper auf. Aber wir nehmen auch Lebensenergie über Energiezentren in unserem ätherischen Körper auf. Wir nennen diese Energiezentren Chakras. Diese Zentren können verschiedene Arten von Lebensenergie aufnehmen und an den physischen Körper weiterleiten. Sie können die Energie aber auch aufbereiten und an unsere höheren Körper weiterleiten. Es sind dies der Astralkörper, der uns empfinden lässt. Es ist weiter der Mentalkörper, der uns das Denken lässt und alle geistigen Tätigkeiten ermöglicht. Dann kämen noch zwei weitere Körper, die hier aber keine weitere Bedeutung haben.

Wenn der ätherische Körper gesund ist, kann er mehr Lebensenergie aufnehmen, als wir benötigen. Wir strahlen dann die überflüssige Energie wieder aus. Das führt zu einer positiven Ausstrahlung, wortwörtlich. Ein solch gesunder ätherischer Körper ist sehr robust und widerstandsfähig. Er ist geschützt vor Viren, Krankheiten, negativen Gefühlen und negativen Gedanken.

Nun ist aber auch der stärkste ätherische Körper in die Knie zu zwingen, wenn ihm die Energiezufuhr abgeschnitten wird, und wenn er die verbrauchte, negative Energie in seinen Energiezentren nicht loswerden kann.

Hier kommt das E-Bike ins Spiel: In jedem unserer Gelenke sind kleinere Energiezentren zu finden. Indem wir unsere Glieder und Muskeln bewegen, ermöglichen wir diesen Nebenchakras, negative Energie aus unserem ätherischen Körper herauszuarbeiten. So werden wir viele negative Einflüsse los. Das ist auch der Grund, warum wir uns nach physischer Betätigung, etwa nach dem Joggen oder dem Schwimmen so gut fühlen.

Es geht aber nicht nur darum, negative Energie in unserem ätherischen Körper regelmässig loszuwerden. Es geht auch darum, alle Energiezentren immer wieder mit neuer, positiver Energie zu versorgen. Frische Luft enthält viel positive Energie, die wir nebst dem Sauerstoff durch den Atmungsprozess aufnehmen können. Durch das regelmässige und tiefe Einatmen frischer Luft bringen wir sowohl den physischen Körper mit all seinen Organen und Körperteilen auf Vordermann als auch den ätherischen Körper mit all seinen Energiezentren. Manche Energiezentren haben die Aufgabe, ihrerseits andere Energiequellen zu nutzen und so dem ätherischen Körper zusätzliche Energie zu beschaffen. So nimmt das Milz-Chakra zum Beispiel Lichtprana auf, das eigentlich Sonnenenergie ist. Das Basis-Chakra kann Erdprana aufnehmen und umwandeln, was Erdenergie entspricht und uns solide, fest und kräftig macht. Das Kronen-Chakra kann spirituelle Energie aufnehmen und umwandeln. So werden all unsere geistigen Tätigkeiten ermöglicht.

Indem wir täglich E-Bike fahren, schaffen wir beste Voraussetzung dafür, negative verbrauchte Energie aus dem Körper auszuscheiden und frische Energie in verschiedenen Arten und Formen aufzunehmen. Alle unsere Körper profitieren davon. Der ätherische Körper wird mit positiver Energie überschwemmt. Somit kann der physische Körper energetisch erstklassig versorgt werden. Dadurch verringert sich dessen Regenerationszeit massiv. Die Organe funktionieren einwandfrei, Muskeln, Sehnen, Gelenke, Drüsen und Zellen können ihre Funktion uneingeschränkt wahrnehmen und sich bei Bedarf erneuern oder ihre Funktion ausbauen. Gerade beim Hirn ist dies von grosser Bedeutung.

Die im Übermass zur Verfügung stehende Energie hat aber auch Auswirkungen auf unser Fühlen und Denken. Wenn der Astral- und der Mentalkörper mit genügend hochschwingender Energie versorgt werden, dann bauen auch diese beiden Körper ihre Kapazitäten aus. Wir bemerken dies, indem unsere Emotionen tiefgründiger werden und sich positiver anfühlen. Wir erleben Freude intensiver und fühlen uns leichter und glücklicher. Im Mentalkörper eröffnen sich uns neue Möglichkeiten. Da der Mentalkörper fast grenzenlos wachsen und sich in die höherschwingenden Körper ausdehnen und ergiessen kann, führt ein Übermass an positiver Energie in diesem Körper zu einer Bewusstseinsveränderung. Nur ein wirklich gesunder Mensch kann geistige Höhen erklimmen, die wahre Erkenntnis zulassen. Indem wir täglich gesund leben, uns bewegen, positiv denken und uns freuen, schaffen wir eine Grundlage, die eine geistige Entwicklung entstehen lassen und einleiten kann.

Der Autor nimmt an, dass diese geistige Entwicklung bei jedem Menschen ab einem bestimmten Punkt anders verläuft. Wer seine Lebensaufgabe sucht und erkennen möchte, wozu er da ist, der schafft sich durch die Entwicklung seiner geistigen Fähigkeiten die Grundlage dazu. Und wenn dieser Prozess im Sinne des Guten mal begonnen hat, dann ist er kaum noch zu stoppen. Es sei denn, die Energiezufuhr wird unterbrochen, oder die negative Energie hemmt den Energiefluss derart, dass die Funktion unserer verschiedenen Körper behindert wird oder gar zum Erliegen kommt.

Ja, es so, dass der physische Körper durch physische Tätigkeit die Grundlage für geistiges Wachstum schafft. Aber nur wer aus der Blase auszubrechen vermag, kann sich schliesslich aus dem Gefängnis seines eigenen Seins befreien. Noch der leistungsfähigste Spitzensportler wird nie glücklich werden, wenn er sein Glück in der Leistung und im Gewinnen von Wettkämpfen sucht. Denn ein Wettkampfsieg führt zu Anerkennung von aussen. Diese Art von Energie aber, die von anderen Menschen zu uns fliesst, ist kurzlebig und äusserst unzuverlässig. Nach dem Freudentaumel folgt darum schnell ein emotionales Tief, das sich schlimmstenfalls zu einer Depression auswachsen kann. Besonders dann, wenn weitere Erfolge ausbleiben.

Wir sollten daher unser physisches Leistungsvermögen nicht in erster Linie dazu brauchen, andere Menschen zu beeindrucken. Wir sollten unserer Gesundheit und Energieversorgung wegen dafür schauen, dass wir vital und leistungsfähig sind. So bauen wir ein Energieversorgungssystem auf, das unabhängig von anderen Menschen zu funktionieren im Stande ist. Das macht uns unabhängig, selbstbewusst und autark. Und um all die Hürden und Aufgaben zu meistern, die geistiges Wachstum mit sich bringt, müssen wir das unbedingt sein. Es ist kaum zu glauben, wie viel wir in unserem Unterbewusstsein mittragen, das es aufzuarbeiten und zu erledigen gilt. Das gelingt uns wirklich nur, wenn wir energetisch, emotional und mental topfit sind. Natürlich können wir über Meditieren, Wissenserwerb und Charakterschulung vieles zu einer wunderbaren persönlichen Entwicklung beitragen. Aber alle Bemühungen werden nichtig, wenn das energetische Grundversorgungssystem unserer verschiedenen Körper nicht einwandfrei funktioniert.

Darum wird der Autor bei jedem Wetter das E-Bike als Verkehrsmittel wählen, weil es jeden Tag hilft, Voraussetzungen zu schaffen und zu erhalten, die seinen Alltag mit Wahrnehmungsvermögen, Glück und Wachstum erfüllen. Und selbst wenn er nicht mehr zur Arbeit zu fahren bräuchte, würde er dennoch jeden Tag für seine Bewegung draussen in der Natur sorgen. Denn zurück in die Blase ist keine Option für den Autor – er müsste zu viel davon hergeben, was sein Leben erfüllt.

Kurz zusammengefasst könnte man also sagen, dass wir durch tägliche Bewegung verbrauchte Energie aus unserem Körper hinausarbeiten. Wir putzen unseren Körper so täglich. Und durch die frische Luft versorgen wir den Körper mit neuer, positiver Energie. Das alles tönt stark nach Wartung und Betriebsunterhalt. Genau das ist es!

26 Nachwort

Es ist nicht immer einfach, sich mit innerer Erkenntnis an die Öffentlichkeit zu wagen. Jede und jeder von uns kennt das beklemmende Unbehagen, das entsteht, sobald wir mit etwas Selbsterschaffenem an die Öffentlichkeit treten sollen.

Der Autor ist in der glücklichen Lage, dass er nicht abhängig ist vom Bücherschreiben. Und vielleicht gerade deshalb fällt es so schwer, so viel Persönliches preiszugeben. Was ist, wenn die Leser E-Bikes unnütz und doof finden? Was ist, wenn sie darüber lachen, was da alles für Humbug geschrieben steht? Was ist, wenn nicht alle Rechtschreibefehler und Formatierungsbugs erkannt und korrigiert wurden?

Wenn der Autor sich Zeit nimmt, und dieses beklemmende Gefühl genau zu analysieren versucht, dann stellt er einmal mehr die Wirkungskraft der Blase fest. Jede und jeder von uns hat die Möglichkeit und das Recht, ein Buch zu schreiben. Allein Inhalt und Qualität werden entscheiden, ob das Buch gelesen werden wird. Warum machen wir uns denn so viele Gedanken, machen uns selbst klein und zweifeln so lange, bis wir die Idee und das Projekt liegenlassen oder verwerfen?

Würden sich alle frei fühlen, dann würden viel mehr Menschen das tun, wonach ihnen der Sinn steht. Das würde zu viel Bewegung in einem trägen System führen. Die meisten Menschen sind aber nicht gemacht oder bereit für Veränderungen. Sie möchten viel lieber

Konstanz. Denn Veränderung bringt ja immer eine andere Zukunft. Und wir werden nie genau wissen, was uns die Zukunft bringen wird. Vor dieser Unsicherheit fürchten wir uns. Darum nehmen wir lieben den Status quo hin, als dass wir uns in die Veränderung und somit in eine ungewisse Zukunft hineingeben. Und weil wir uns so verhalten, sind wir berechenbar und somit manipulierbar.

Zum Glück gibt es neue Erfindungen wie das E-Bike, die Veränderung auf ganz schonende Weise in die Gesellschaft einstreuen. Ein Elektrovelo ist nichts wirklich Neues. Wir kennen das Fahrrad und das Mofa. Somit sind unsere Berührungsängste klein. Fahrrad fahren kann fast jeder. Somit spricht das E-Bike eine breite Bevölkerungsschicht an. Ein E-Bike ist finanziell erschwinglich, sofern man es für den Arbeitsweg einsetzen und dadurch auf den öffentlichen Verkehr oder den PKW verzichten kann. Und ein E-Bike führt zu mehr Bewegung und draussen Sein. Somit hat es ein verhältnismässig gutes Image. Alles in allem fällt es also leicht, den Schritt in Richtung E-Bike-Anschaffung zu wagen.

Ebenfalls die Veränderung in und an uns selbst erfolgt ganz gemächlich und schonend. Jeden Tag verändern wir uns durch die feinen Veränderungen in unseren Lebensgewohnheiten nur unmerklich. Aber über längere Zeit gesehen, dürfen wir schliesslich auf einen stolzen und schönen Entwicklungsweg zurückblicken, der uns positiv verändert hat.

Der Autor hat damals den Schritt gewagt, in ein E-Bike zu investieren. Jetzt hat er den Schritt gewagt, ein Buch darüber zu schreiben und zu veröffentlichen. Man hätte dieses Projekt anders angehen können. Man hätte mehr oder weniger schreiben können. Man hätte gewisse Inhalte anders gewichten und etwas heikle Themen weglassen können. Diese Freiheit hat jeder. Jeder darf aufgrund seiner eigenen gemachten Erfahrungen selbst ein Buch verfassen. Darum ist dieses Buch hier nichts anderes als ein Ausgangspunkt, der gewisse Gedankengänge anregt und somit eine Veränderung bewirken kann. Und genau darum geht es im Leben! Es geht um Inspiration. Jeder inspirierende Impuls kann für uns viel Gutes bringen. Wie wir den Impuls aufnehmen, wie wir ihn einschätzen, bewerten, gewichten, austragen und wachsen lassen, ist schlussendlich jedem einzelnen von uns überlassen. Wer fit und gesund ist, wer Selbstvertrauen hat und Lebensfreude kennt, dem gelingt es viel eher, einen inspirierenden Impuls in Gedanken und dann über den Willen in die Realität umzusetzen. Es dürften also unsere Voraussetzungen in Sachen Vitalität sein, die uns erfolgreich machen. Nur was umgesetzt wird, kann Wirkung erzielen. Alles andere bleibt ein Gedankengespinst und wird unser Leben nicht beeinflussen können. Sicherlich bringt nicht jede Veränderung auf Anhieb Positives. Aber auf längere Zeit gesehen, macht jeder Rückschlag und jede Verzögerung stark. Wir sollten uns mehr getrauen. Nur so können sich Veränderungen einstellen, die unser Leben verändern. Und jede Veränderung ist positiv, sofern man sie ins richtige Licht zu rücken vermag.

Der Autor wünsch Ihnen allen viel Freude beim Erleben eines neuen Lebensgefühls, das aus dem herkömmlichen Bekannten hoffentlich ein neues Dasein erwachsen lässt!

Allzeit gute Fahrt!

Bemerkung des Verlegers

Die Inhalte dieses Buches stammen von Peter Kinsky. Offiziell tritt aber der Verleger Michael von Känel als Autor auf. Das ist so, weil Peter Kinsky ausdrücklich den Wunsch geäussert hat, nicht an die Öffentlichkeit treten zu wollen. Es gibt keinen Peter Kinsky, der ein E-Bike besitzt und Bücher schreibt. Dieser Name ist ein Pseudonym. Trotzdem dankt der Verleger herzlich für dieses kleine, aber inspirierende Buch. Es ergänzt die Bibliothek des Verlages www.denkmalnach.ch auf adrette Art und Weise!

Weitere Titel des Verlags denkmalnach.ch

Die Titel sind wie folgt erhältlich:

- Als **Taschenbuch** zurzeit nur bei **amazon.de**
- Als **E-Book** im *Kindle*-Format bei **amazon.de** und immer mehr auch als *ePub* für **Tolino** bei **Weltbild, Thalia, Hugendubel etc.**
- Teilweise als **Hörbuch** bei fast allen Anbietern

Verlag: www.denkmalnach.ch

Autor und Suchbegriff: Michael von Känel

Bücher der Reihe *Spirituelles Wissen*:

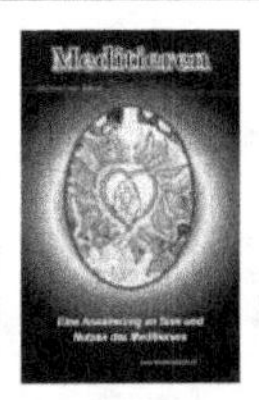	**Meditieren** *Eine Annäherung an Sinn und Zweck des Meditierens*
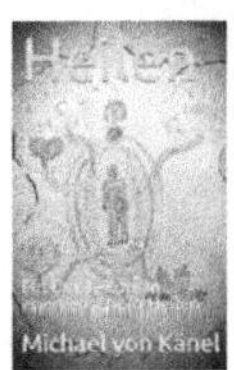	**Heilen** *Ein Crashkurs in energetischem Heilen*

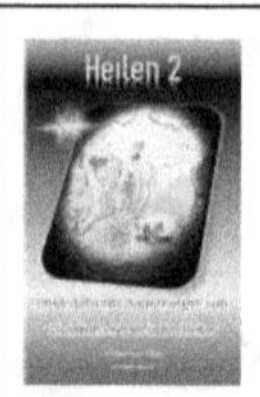	## Heilen 2 *Unterstützende Ausführungen zum Crashkurs energetisches Heilen*
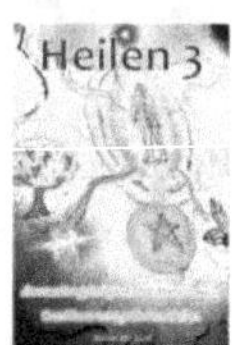	## Heilen 3 *Anwendungsbeispiele mit Skizzen zum Crashkurs energetisches Heilen*
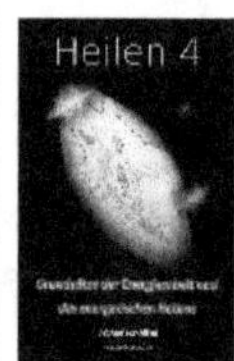	## Heilen 4 *Grundsätze der Energiearbeit und des energetischen Heilens*
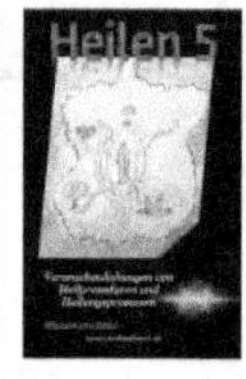	## Heilen 5 *Veranschaulichungen von Heilprozeduren und Heilungsprozessen*
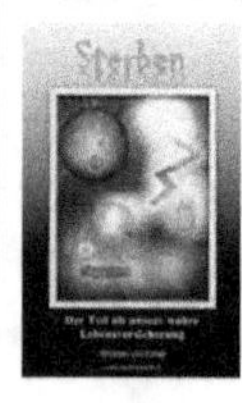	## Sterben *Der Tod als unsere wahre Lebensversicherung*

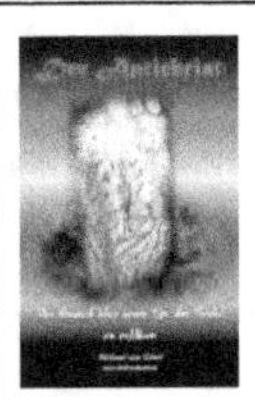

Der Antichrist

Der Versuch über unser Ego den Teufel zu erklären

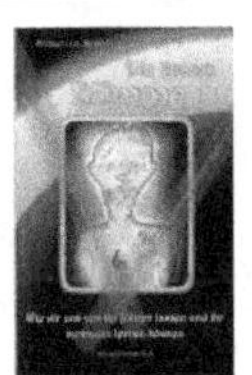

Die innere Stimme

Wie wir uns von ihr führen lassen und ihr vertrauen lernen können

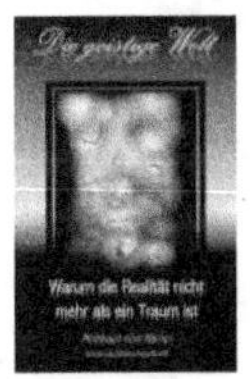

Die geistige Welt *– Warum die Realität nicht mehr als ein Traum ist*

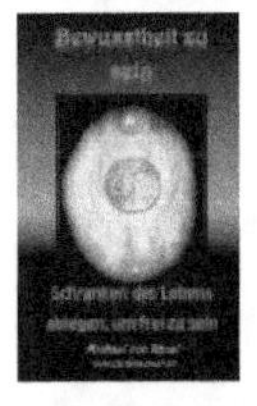

Die Bewusstheit zu sein *– Schranken des Lebens ablegen, um frei zu sein*

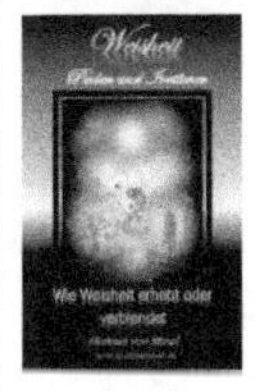

Weisheit – Perlen und Irrtümer *– Wie Weisheit erhebt oder verblendet*

Bücher der Reihe *Gesellschaft verstehen*:

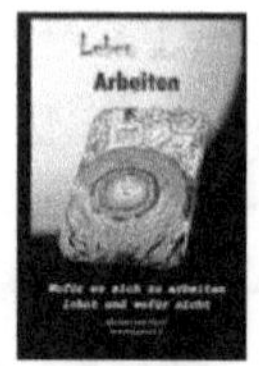

Leben statt Arbeiten

Wofür es sich zu arbeiten lohnt und wofür nicht

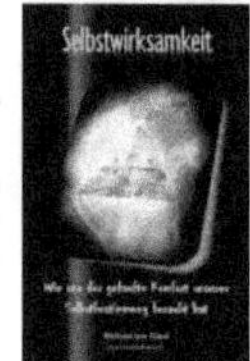

Selbstwirksamkeit

Wie uns der gekaufte Komfort unserer Selbstbestimmung beraubt hat

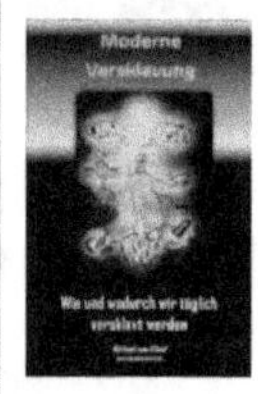

Moderne Versklavung

Wie und wodurch wir täglich versklavt werden

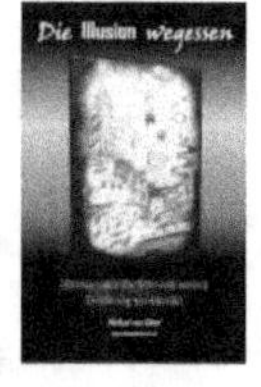

Die Illusion wegessen

Überlegungen darüber, wie unsere Ernährung uns blendet

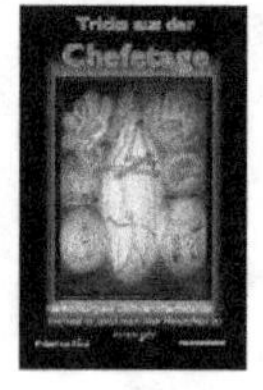

Tricks aus der Chefetage

Kaderausbildung aus Sicht der Mitarbeitenden – und was es sonst noch über Hierarchie zu lernen gibt

Romanserie mit spirituellem Hintergrund *Tränen des Drachen*:

	Tränen des Drachen – Band 1 *Comfortably numb – Angenehm berauscht*
	Tränen des Drachen – Band 2 *Seventh Son of a seventh Son –* *Der siebte Sohn des siebten Sohnes*
	Tränen des Drachen – Band 3 *Stairway to Heaven – Die Himmelsleiter*
	Tränen des Drachen – Band 4 *Child in Time –Ein Kind der Zeit*
	Tränen des Drachen – Band 5 *Warriors of the World – Krieger der Erde*

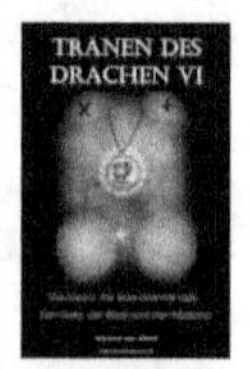

| | Tränen des Drachen – Band 6

The Good, the Bad and the Ugly –

Der Gute, der Böse und das Hässliche |

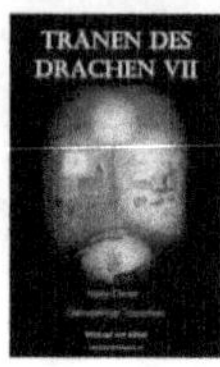

| | Tränen des Drachen – Band 7

Holy Diver – Geweihter Taucher |

Serie *Philosophie und Bildung*:

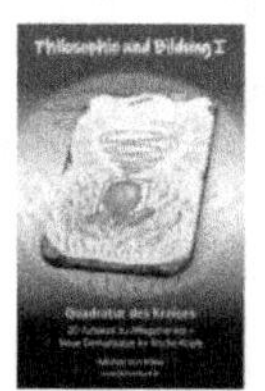

| | Philosophie und Bildung – Band 1

Die Quadratur des Kreises

20 Aufsätze zu Alltagsthemen – Neue Denkansätze für frische Köpfe |

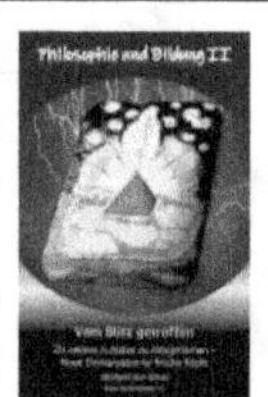

| | Philosophie und Bildung – Band 2

Vom Blitz getroffen

20 weitere Aufsätze zu Alltagsthemen – Neue Denkansätze für frische Köpfe |

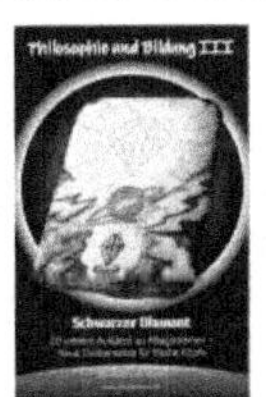

Philosophie und Bildung – Band 3

Schwarzer Diamant

20 weitere Aufsätze zu Alltagsthemen   Neue Denkansätze für frische Köpfe

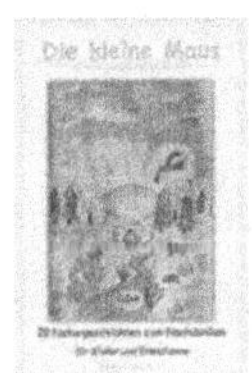

Die kleine Maus

20 Naturgeschichten zum Nachdenken für Kinder und Erwachsene

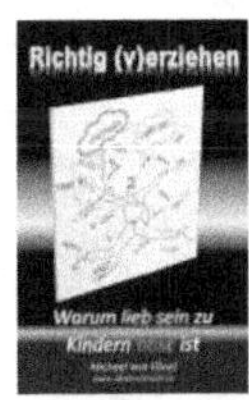

Richtig (v)erziehen

Warum lieb sein zu Kindern böse ist

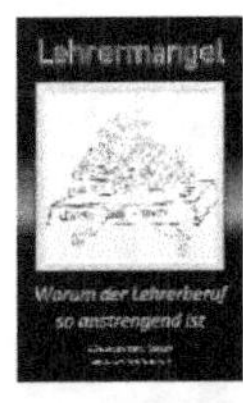

Lehrermangel

Warum der Lehrerberuf so anstrengend ist

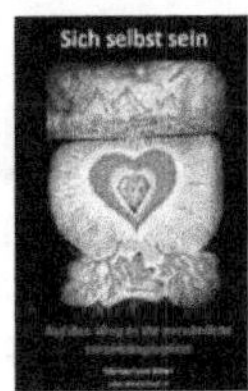

Sich selbst sein

Auf dem Weg in die persönliche Unabhängigkeit

Serie *Arbeitsbücher der Achtsamkeit*:

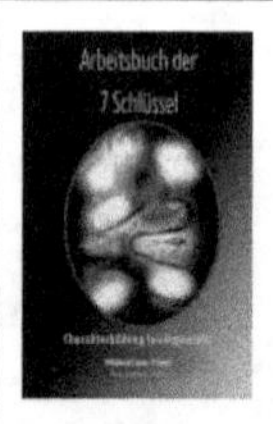

Arbeitsbuch der 7 Schlüssel

Charakterbildung leicht gemacht – Der Weg ans Licht

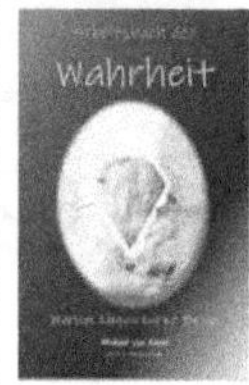

Arbeitsbuch der Wahrheit

Warum Lügen kurze Beine haben

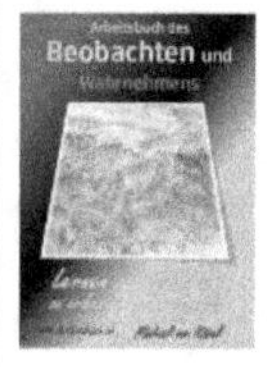

Arbeitsbuch des Beobachtens und Wahrnehmens

Lernen zu entdecken, zu erkennen und zu begreifen

Serie *Übungsbücher der Achtsamkeit*:

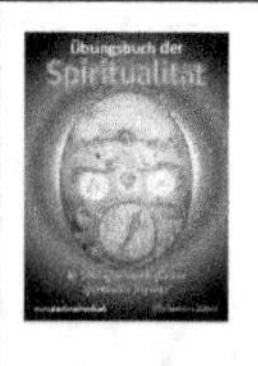

Übungsbuch der Spiritualität

30 Übungen zum Erfahren spiritueller Aspekte

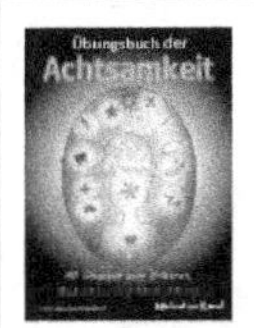

Übungsbuch der Achtsamkeit

30 Übungen zum Erfahren, Beobachten und Wertschätzen

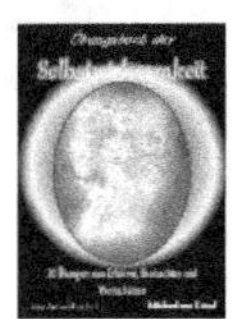

Übungsbuch der Selbstwirksamkeit

30 Übungen zum Erkennen, was möglich sein könnte

Weitere Werke der Autorengemeinschaft www.denkmalnach.ch:

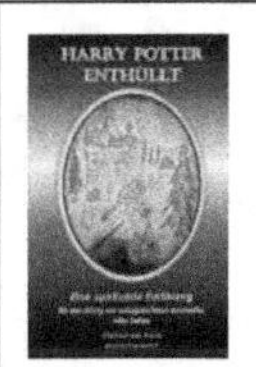

Harry Potter enthüllt

Eine spirituelle Erklärung für den Erfolg der erfolgreichsten Buchreihe aller Zeiten

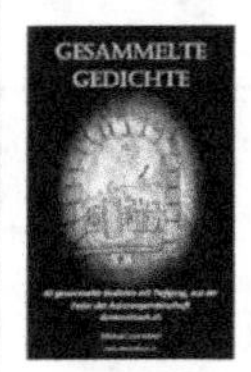

Gesammelte Gedichte

40 gesammelte Gedichte mit Tiefgang, aus der Feder der Autorengemeinschaft
www.denkmalnach.ch

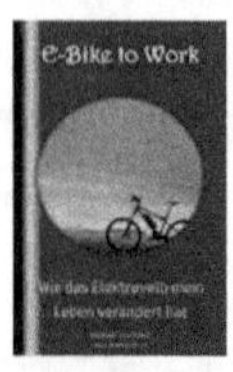

E-Bike to work

Wie das Elektrovelo mein Leben verändert hat

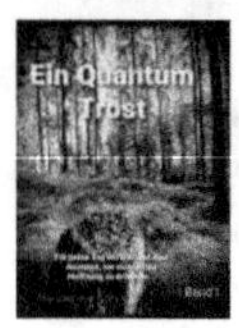

Ein Quantum Trost

Für jeden Tag ein Bild und eine Aussage, um sich an die Hoffnung zu erinnern

Bücher der Reihe *Erfolgreich durchs Leben*:

*Bereits komplett **als Hörbuch** erhältlich!*

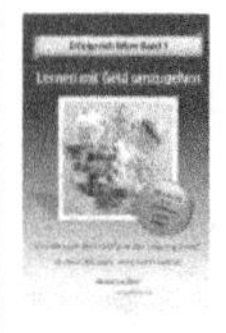

Teil 1 - Erfolgreich leben 1: Lernen mit Geld umzugehen; *Grundwissen über Geld und den Umgang damit als Basis für mehr Selbstwirksamkeit*

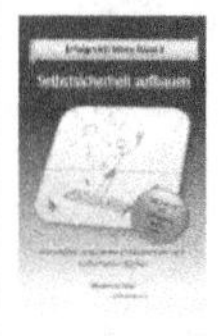

Teil 2: Erfolgreich leben 2: Selbstsicherheit aufbauen; *Hinstehen und ohne Unsicherheit sich selbst sein dürfen*

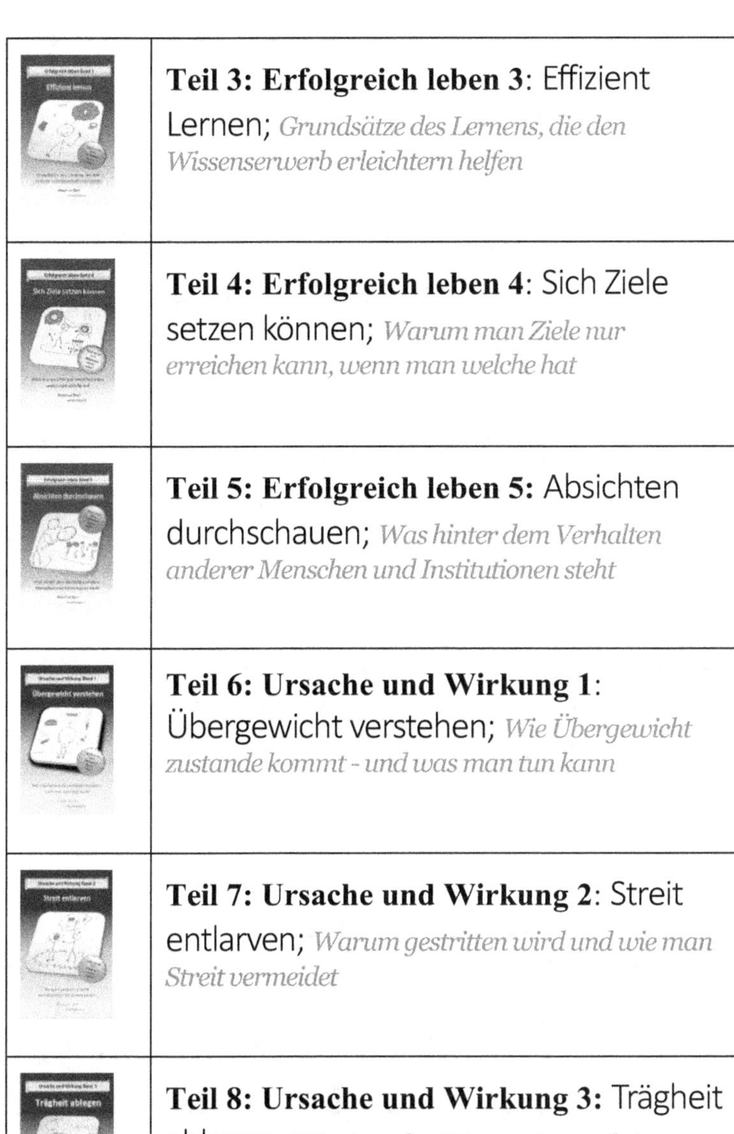

	Teil 3: Erfolgreich leben 3: Effizient Lernen; *Grundsätze des Lernens, die den Wissenserwerb erleichtern helfen*
	Teil 4: Erfolgreich leben 4: Sich Ziele setzen können; *Warum man Ziele nur erreichen kann, wenn man welche hat*
	Teil 5: Erfolgreich leben 5: Absichten durchschauen; *Was hinter dem Verhalten anderer Menschen und Institutionen steht*
	Teil 6: Ursache und Wirkung 1: Übergewicht verstehen; *Wie Übergewicht zustande kommt - und was man tun kann*
	Teil 7: Ursache und Wirkung 2: Streit entlarven; *Warum gestritten wird und wie man Streit vermeidet*
	Teil 8: Ursache und Wirkung 3: Trägheit ablegen; *Wie man den Weg zu einem aktiv gestalteten Leben findet*

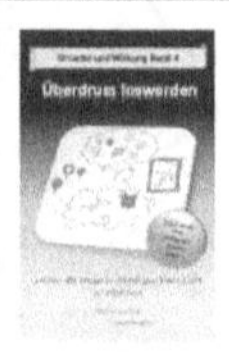

Teil 9: Ursache und Wirkung 4: Überdruss loswerden; *Lernen, die Dinge in einem positiven Licht zu erblicken*

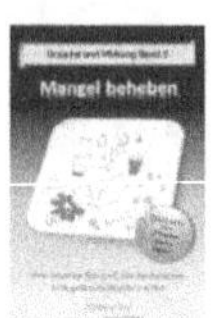

Teil 10: Ursache und Wirkung 5: Mangel beheben; *Vom inneren Mangel, der zu äusseren Mangelerscheinungen führt*

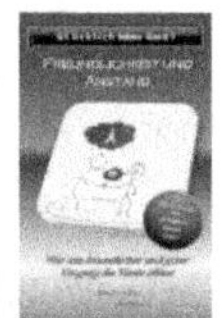

Teil 11: Glücklich leben 1: Freundlichkeit und Anstand; *Wie uns freundlicher und guter Umgang die Türen öffnet*

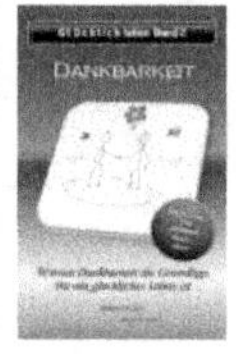

Teil 12: Glücklich leben 2: Dankbarkeit; *Warum Dankbarkeit die Grundlage für ein glückliches Leben ist*

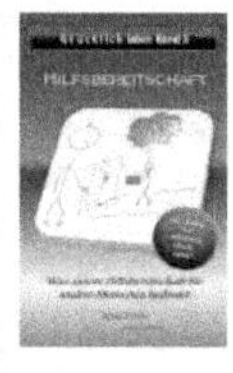

Teil 13: Glücklich leben 3: Hilfsbereitschaft; *Was unsere Hilfe für andere Menschen bedeutet*

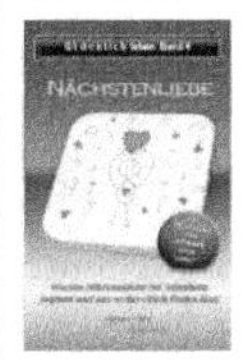

Teil 14: Glücklich leben 4:
Nächstenliebe; *Warum Nächstenliebe bei Selbstliebe beginnt und uns so das Glück finden lässt*

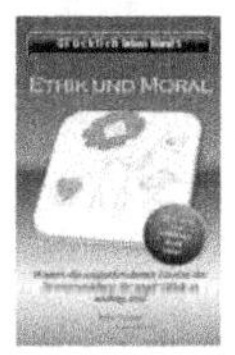

Teil 15: Glücklich leben 5: Ethik und Moral; *Warum die ungeschriebenen Gesetze des Zusammenlebens für unser Glück so wichtig sind*

Bücher der Reihe *Die Wirkung von… :*

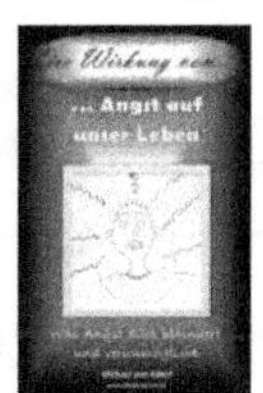

Die Wirkung von Angst auf unser Leben

Was Angst alles behindert und verunmöglicht

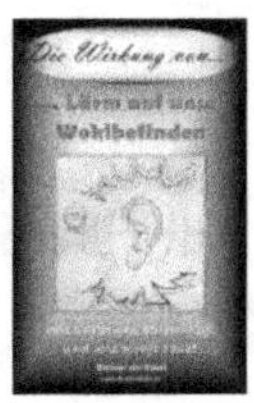

Die Wirkung von Lärm auf unser Wohlbefinden

Wie Lärm uns beunruhigt und uns Kraft raubt

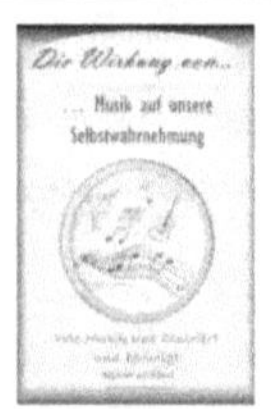

Die Wirkung von Musik auf unsere Selbstwahrnehmung

Wie Musik uns zentriert und beruhigt

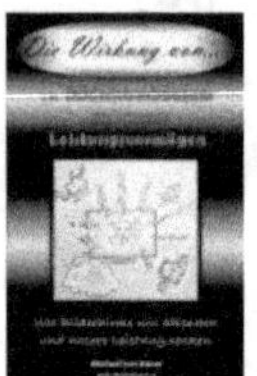

Die Wirkung von Bildschirmkonsum auf unser Leistungsvermögen

Wie Bildschirme uns ablenken und unsere Leistung senken

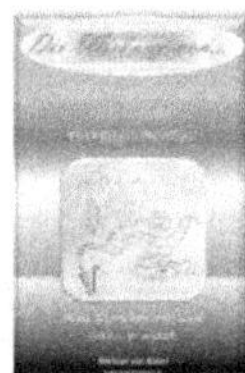

Die Wirkung von Sport und Bewegung auf unsere Ausgeglichenheit

Was Sport bewirkt und wann er nützt

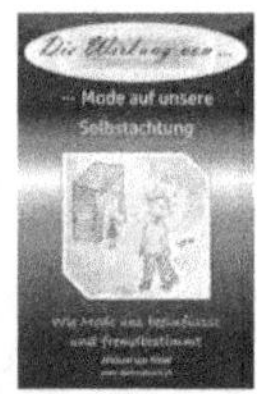

Die Wirkung von Mode auf unsere Selbstachtung

Wie Mode uns beeinflusst und fremdbestimmt

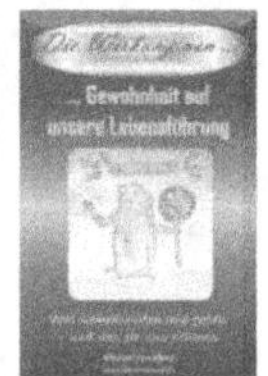

Die Wirkung von Gewohnheit auf unsere Lebensführung

Was Gewohnheiten uns geben - und was sie uns nehmen

<table>
<tr><td>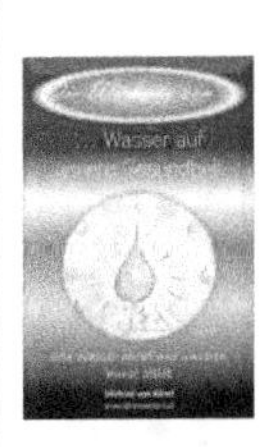</td><td>

Die Wirkung von Wasser auf unsere Gesundheit

Wie Wasser nicht nur unseren Durst stillt

</td></tr>
<tr><td>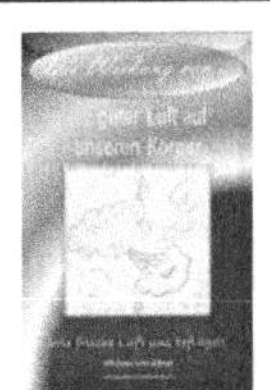</td><td>

Die Wirkung von guter Luft auf unseren Körper

Wie frische Luft uns beflügelt

</td></tr>
<tr><td>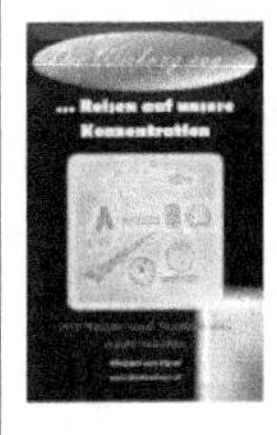</td><td>

Die Wirkung von Reisen auf unsere Konzentration

Wie Reisen und Pendeln uns müde machen

</td></tr>
</table>

Die Klappentexte zu den einzelnen Büchern sowie die Serienbeschreibungen sind in den Online-Shops beim jeweiligen Titel aufrufbar.

Verlag: www.denkmalnach.ch

Autor: Michael von Känel

Herzlichen Dank, dass Sie den Verlag unterstützen und weiterempfehlen!

www.ingramcontent.com/pod-product-compliance
Lightning Source LLC
Chambersburg PA
CBHW061817250726
48657CB00001B/473